Wenn die Lebenden etwas zu verbergen haben, sprechen die Toten. Das zu entschlüsseln, ist die Aufgabe der Rechtsmedizin. Claas Buschmann leistet damit einen entscheidenden Beitrag zur Ermittlungsarbeit in einem Todesfall. Zu seinem Job gehört auch, dass er den Sektionssaal verlassen muss und an Fundorte fährt, um im Beisein der Polizei Leichen zu begutachten. Zwölf der skurrilsten, spannendsten und tragischsten Fälle seiner Karriere hat er in diesem Buch zusammengetragen.

CLAAS BUSCHMANN, geboren 1977 in Hamburg, war viele Jahre Oberarzt der Berliner Rechtsmedizin und ist heute Leitender Oberarzt am Institut für Rechtsmedizin des Universitätsklinikums Schleswig-Holstein. Im Auftrag der Staatsanwaltschaft hilft er neben Tötungsdelikten auch Suizide oder Kunstfehlervorwürfe medizinisch aufzuklären. Privat geht es bei ihm lebendiger zu: unter dem Namen Dr. Boogie gibt er Jazz-Konzerte am Piano. Außerdem ist er leidenschaftlicher AC / DC-Fan.

Claas Buschmann

unter Mitarbeit von Astrid Herbold

WENN

DIE TOTEN

SPRECHEN

Spektakuläre Fälle aus der
Rechtsmedizin

Ullstein

Die in diesem Buch beschriebenen Fälle aus der Rechtsmedizin sind allesamt dem wahren Leben entnommen. Alle
Namen der genannten Personen und Orte des Geschehens
wurden anonymisiert. Etwaige Übereinstimmungen oder
Ähnlichkeiten wären rein zufällig. Die angeführten Dialoge und Äußerungen Dritter sind nicht wortgetreu zitiert,
sondern ihrem Sinn und Inhalt nach wiedergegeben.

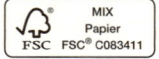

Originalausgabe im Ullstein Taschenbuch
1. Auflage April 2021
© Ullstein Buchverlage GmbH, Berlin 2021
Umschlaggestaltung: zero-media.net, München
Titelabbildung: © Parwez Photography
Satz: Pinkuin Satz und Datentechnik, Berlin
Gesetzt aus der Berling Nova Text Pro
Druck und Bindearbeiten: CPI books GmbH, Leck
ISBN 978-3-548-06402-4

Meiner Familie

Inhalt

Berlin-Mitte, kurz nach sieben Uhr morgens. Vorbei am gläsernen Hauptbahnhof und an den Mauern der sternförmigen Justizvollzugsanstalt, hinein in den alten Arbeiterbezirk Moabit, in dem sich eng Altbau an Neubau reiht. Aus den Augenwinkeln ist das imposante preußische Kriminalgericht zu sehen. Hinter einer Parkplatzschranke: ein Kubus mit durchbrochener Fassade. Ein bisschen in die Jahre gekommen, aber immer noch zurückhaltend modern. Drinnen ein langer, breiter Flur, ähnlich, wie man ihn aus einem Krankenhaus kennt — nur stiller. An den Wänden einige Glasschaukästen, darin präparierte Hände, Füße, Köpfe. Manche mit Schusswunden.

Rechts geht es hinein in die Umkleidekabinen. Die Straßenkleidung wird in den Spind gehängt und gegen eine blaue Stoffhose und ein blaues knopfloses Hemd getauscht. Schuhe aus, Gummilatschen an. Dazu eine frische Schürze und Einweghandschuhe. Keine Maske. Hinter der Umkleide öffnet sich eine Tür zu einem weite-

9

ren Flur. Jetzt riecht es: süßlich, faulig – manche würden sagen: stechend. Nur noch ein paar Schritte sind es bis zu der großen Schiebetür mit dem gläsernen Bullauge. Dahinter sind sie schon zu sehen, die vier parallel aufgestellten Metalltische. Am Ende jedes Tisches ein gefülltes Wasserbecken, daneben Scheren, Messer, Pinzetten, Skalpelle, Nadeln.

Und auf den Tischen, gewaschen und unverhüllt, das Gesicht zur Decke: vier Leichen.

Vier Menschen, die gestern, vorgestern, vor drei Wochen noch gelebt, geatmet, gesprochen haben.

Wer sind sie, was haben sie erlebt?

Und werden ihre Körper die Wahrheit über ihren Tod preisgeben?

Berlin-Mitte, kurz nach halb acht. Sechs Gerichtsmedizinerinnen und -mediziner betreten den Obduktionssaal – und beginnen mit der Arbeit.

Vorwort

Ich komme aus Hamburg, das hört man immer noch deutlich, obwohl ich viele Jahre in Berlin gelebt habe. Seit kurzem bin ich ich wieder in Norddeutschland. Dass ich einmal Rechtsmediziner werden würde, war mir nicht in die Wiege gelegt, das Medizinstudium war sogar schon meine dritte Ausbildung. Ich stamme auch nicht aus einer Arztfamilie. Nach dem Abitur hatte ich zunächst gar keine Idee, was ich beruflich machen will. Mein Interesse an der Medizin entstand eher zufällig, als ich Mitte der 1990er-Jahre als Fahranfänger selbst einen schweren Autounfall hatte. Bei Glatteis prallte ich gegen einen Baum; der Rettungswagen kam, und die Jungs zogen mich aus dem Wrack. Schwer verletzt war ich zum Glück nicht, und ich kam auf dem Weg zum Krankenhaus mit einem der beiden ins Gespräch. Er erzählte mir von seiner Arbeit, und ich fand auf einmal, dass das mit dem Rettungsdienst doch nach einer Sache klingt, die zu mir passen könnte.

Die 13 Monate Zivildienst auf einem Rettungswagen (RTW) entpuppten sich dann als extrem spannend. Man kommt morgens zur Arbeit und weiß nicht, was der Tag bringen wird. Im Anschluss an den Zivildienst habe ich deshalb direkt noch eine Ausbildung zum Rettungsassistenten drangehängt: mein erster Beruf! Doch schnell merkte ich, dass mir das nicht reicht. Wo ist die langfristige Perspektive? Man schleppt Leute aus dem fünften Stock runter in den RTW – das machst du bis 30, dann ist höchstwahrscheinlich dein Rücken kaputt. Meine Zweifel wuchsen. Viele meiner Freunde steckten damals in einer kaufmännischen Ausbildung, also beschloss auch ich umzusatteln. Meine Ausbildung zum Industriekaufmann habe ich bei einem großen Pharmakonzern absolviert. Leider merkte ich schnell, dass mir die Schreibtischarbeit überhaupt nicht liegt. Ich riss mich zusammen und schloss die Ausbildung erfolgreich ab, wusste aber, dass ich in diesem Beruf niemals würde arbeiten wollen.

Nun war ich also Anfang 20 und hatte schon zwei abgeschlossene Berufsausbildungen. Aber immer noch keine Idee, womit ich mal mein Geld verdienen wollte. »Studier doch Medizin«, riet mir meine damalige Freundin. Medizin? Mein Abitur war ziemlich schlecht, und im Grunde meines Herzens war ich auch – ich gebe es zu – ein wenig faul. Aber ich hatte genug Wartesemester angehäuft, um sofort einen

Studienplatz zu bekommen. Warum also nicht den Versuch wagen? Mit 23 Jahren fing ich an der Uni Hamburg an. Der Plan: Ich werde Anästhesist und fahre Blaulicht. Das heißt, ich wollte später als Notarzt arbeiten. Entsprechend habe ich mein Studium ausgerichtet, sogar meine Doktorarbeit im Fach Anästhesie geschrieben. An Rechtsmedizin habe ich zunächst gar nicht gedacht, ich fand, das sei doch ein eher schräges Fach. Warum sollte es als Arzt Freude bereiten, immer nur mit Toten zu tun zu haben? Erst durch ein Praktikum bin ich nach und nach in diesen Bereich hereingerutscht. Ich merkte: Das liegt mir – und das macht ja doch Spaß! Man kann viel bewirken, die Arbeit ist relevant und wichtig, und zwar nicht nur für die Staatsanwaltschaft. Dazu später mehr. Noch während des Studiums fing ich an, kurze wissenschaftliche Fallberichte über Verstorbene zu schreiben. Ich ging auch gelegentlich zu Rechtsmedizin-Kongressen, stellte kleine Forschungsarbeiten vor.

Nach dem Studium bekam ich dann, anders als erhofft, nicht gleich einen Job als Anästhesist. Aber plötzlich gab es das Angebot von Professor Michael Tsokos, seit vielen Jahren ein Freund und Mentor, mit ihm nach Berlin zu gehen, an die Rechtsmedizin der Charité. So eine Chance bekommt man wahrscheinlich nur einmal im Leben! Die Charité ist immerhin das älteste Krankenhaus Berlins und eine der größten Universitätskliniken Europas. So kam ich im Juli 2007 in die Hauptstadt und endgültig zur Rechtsmedizin. Beides habe ich bis heute keinen Tag bereut.

Die folgenden Geschichten stammen bis auf eine Ausnahme alle aus meiner Berliner Zeit, nichts an ihnen ist erfunden, gelegentlich musste ich allerdings auf meine (sicherlich subjektiven) Erinnerungen vertrauen. Anatomische Details wurden gelegentlich leicht vereinfacht dargestellt; die Medizinerinnen und Mediziner unter meinen Lesern mögen es mir nachsehen. Außerdem habe ich Details wie Namen, Berufe und Orte verändert, um die Persönlichkeitsrechte der Opfer und auch der Täter zu wahren. Szenen oder Dialoge habe ich frei nacherzählt – allerdings immer auf Grundlage authentischer Quellen und eigener Erlebnisse vor Ort oder im Gericht.

1 BLAUE STUNDE

Viele Menschen stellen sich die Arbeit eines Rechtsmediziners ganz grauenvoll vor. Jeden Tag untersuchen wir Tote – große, kleine, junge, alte, auch verstümmelte, zerstückelte oder stark fäulnisveränderte Leichen. Ich empfinde Obduktionen trotzdem überhaupt nicht als belastend. Warum? Das hat nichts damit zu tun, dass ich vielleicht abgestumpft wäre, im Gegenteil. Der Grund ist ein anderer:

Weil die Toten es schon hinter sich haben.

Weil sie frei sind von Leid und Schmerz.

Wir Lebenden dagegen haben das Sterben alle noch vor uns. Und das kann sehr grausam sein. Und enorm belastend für die, die es unmittelbar oder mittelbar miterleben.

Als Medizinstudent bin ich einmal völlig unvorbereitet in eine solche Situation hineingeraten. Es war im Hochsommer, ich fuhr an den Wochenenden meist immer noch Rettungswagen, um mein Studium zu finanzieren. In einem Landkreis im Speckgürtel

Hamburgs arbeiteten wir in 24-Stunden-Schichten. Die gingen am Samstagmorgen los und dauerten bis zum Sonntagmorgen. Einen ganzen Tag und eine ganze Nacht war man im Einsatz. Heute sehe ich das aus vielen Gründen kritisch. Wer 24 Stunden nicht schläft, dessen Konzentration lässt deutlich nach, der Zustand ähnelt einem leichten Alkoholrausch. Trotzdem soll man zu jeder Zeit in der Lage sein, Menschenleben zu retten und eventuell innerhalb von Sekunden schwerwiegende Entscheidungen während eines Einsatzes zu treffen. Das ist manchmal einfach, manchmal schwierig und manchmal unmöglich.

Zumal sich die Gegebenheiten auf dem Land vom Rettungsdienst in der Stadt stark unterscheiden. In der Großstadt habe ich im Rettungsdienst oft erlebt, dass wir eher eine Art Sozialfeuerwehr waren. Es riefen Menschen an, die uns faktisch nicht brauchten. Häufig wurde man dann noch beschimpft, wenn man nicht innerhalb von zwei Minuten vor Ort war. Auch Handgreiflichkeiten waren an der Tagesordnung und sind es heute auch noch; ich habe mir schon damals ein Pfefferspray zugelegt, um mich notfalls selbst verteidigen zu können. Zum Glück bin ich ziemlich groß und konnte mich bisher immer ganz gut wehren – meistens natürlich nur verbal. Gewalt gegen Rettungskräfte ist aber leider kein neues Thema. Wenn in der Großstadt die 112 gewählt wird, geht es nicht selten um Alkoholexzesse, Streitereien, Schlägereien, da müsste häufig kein Rettungswagen kommen; ein Taxi zur Notaufnahme würde reichen. Oder die Leute sollten einfach mal nach Hause gehen, sich ins Bett legen und ihren Rausch ausschlafen.

Auf dem Land ist das anders. Wenn da ein Anruf in der Leitstelle eingeht, ist oft wirklich etwas passiert. Die Wege sind zudem viel länger; auch kleine Einsätze dauern daher mit Hin- und Rückfahrt gerne mal zwei Stunden. Und es kann vorkommen, dass man als Rettungsassistent irgendwo ankommt und dort eine halbe Stunde allein ist, bevor der Wagen mit dem Notarzt auftaucht.

In der besagten Nacht war ich auf einer Rettungswache nahe einer niedersächsischen Kleinstadt eingesetzt. Mein Kollege an diesem Wochenende war ein Zivildienstleistender, der frisch von der Rettungsdienstschule kam, medizinisch völlig unerfahren, dazu noch fast ein Teenager. Warum ich das erwähne? Weil die Erlebnisse, die in dieser Nacht auf uns zukommen sollten, selbst für Profis schwer zu verdauen sind. Zwei Drittel unserer 24-Stunden-Schicht – den Tag und den Abend – hatten wir schon hinter uns, bisher nichts Dramatisches. Aber wir hatten alle Hände voll zu tun, fanden kaum Zeit zu essen oder zu trinken. An Hinlegen war gar nicht zu denken. Als die Nacht anbrach, hofften wir endlich auf ein paar Stunden Ruhe.

Doch gegen halb drei Uhr morgens wurden wir schon wieder rausgeklingelt: Schlägerei auf einem Abiball. Das klang wenig spektakulär, aber wer weiß. Als wir bei dem Fest ankamen, saßen da tatsächlich nur ein paar betrunkene Abiturienten. Einer jammerte, sie hätten sich geprügelt und jetzt tue ihm der Fuß weh. Darüber konnte ich nicht lachen. Ein Notfall sieht anders aus. »Pass mal auf«, wurde ich relativ unfreundlich, »es ist mitten in der Nacht! Morgen früh gehst du damit zum Arzt, wir düsen jetzt wieder ab.« Das ist vielleicht ein bisschen ruppig, aber manchmal helfen klare Ansagen.

Wir fuhren wieder los. Plötzlich begann unser Funk im Rettungswagen verrücktzuspielen. Hektisches Durcheinander, wir verstanden nur: »Verkehrsunfall, unklare Lage«. Dann wurden verschiedene Straßennamen genannt, das war äußerst ungewöhnlich. Wo war jetzt genau was passiert? Keiner wusste Näheres. In dem Moment kam auch schon der Funkalarm der Leitstelle: Wir sollten direkt hinfahren. Ich war immer noch leicht genervt vom vorherigen Einsatz beim Abiball – vor allem war ich wirklich müde mittlerweile. Vielleicht ist das wieder einer, der nur wegen Nackenschmerzen ins Krankenhaus gefahren werden will, dachte ich. Wie sehr ich mich irrte, ahnte ich zu diesem Zeitpunkt noch nicht.

Mittlerweile war es etwa halb fünf. Die blaue Stunde: nicht mehr ganz dunkel, aber auch noch nicht hell. Über den Wiesen und Feldern lagen ein wenig Nebel und ein fast surreales Licht. Man hätte denken können, man sei in einer Traumlandschaft unterwegs. Wir fuhren die letzten ein, zwei Kilometer. Und dann sahen wir den Unfallort.

Erst später habe ich die ganze Vorgeschichte erfahren: Eine große Gruppe Jugendlicher hatte zusammen in einer örtlichen Disco gefeiert. Im Laufe des Abends gab es Streit mit einer anderen Clique von außerhalb. Die Jugendlichen reagierten ganz vernünftig und beschlossen, sich nicht auf heftigere Diskussionen, vielleicht gar eine Schlägerei einzulassen. Sie wollten sich den schönen Abend nicht verderben lassen. Stattdessen beschloss man: »Lasst uns mal alle nach Hause gehen.« Mit von der Partie war auch ein 19-jähriger Fahranfänger, der mittlerweile leicht angetrunken war. Er war mit dem Auto gekommen, wollte es nun aber doch lieber stehen lassen. Richtige Entscheidung. Die ganze Gruppe setzte sich also zu Fuß in Bewegung in Richtung Stadt; die Disco selbst lag etwas außerhalb in einem Gewerbegebiet.

Doch wie sie da so entlangschlenderten, kam plötzlich ein Auto angefahren. Auf Höhe der Jugendlichen bremste es ab. Es war die andere Clique. Aus dem offenen Fenster heraus pöbelten die Insassen den jungen Mann an: »Wir haben dein Auto auf dem Disco-Parkplatz gefunden und den Lack zerkratzt!« Dann rasten sie davon. Daraufhin drehte der junge Mann durch. Das Auto war ganz offensichtlich sein Hobby, ein tiefergelegter Golf. Der Fahranfänger schnappte sich seinen besten Freund und lief den Weg zurück zur Disco. Dort angekommen, setzte er sich – wütend, wie er war – mit seinem Freund ins Auto und raste los. Er wollte die Verfolgung aufnehmen.

Der Rest der Freundesgruppe hatte derweil den Heimweg fortgesetzt, immer noch an der Landstraße entlang. Von hinten kam nun ihr Kumpel mit viel zu hoher Geschwindigkeit, etwa 100 km/h, angerast und verlor in einer leichten Linkskurve die Kontrolle über seinen Wagen. Und zwar exakt dort, wo sich der Rest der Gruppe gerade befand. Er fuhr gegen die Bordsteigkante, das Auto wurde über den Fußweg geschleudert und raste genau in die eigene Freundesgruppe hinein. Es erwischte – schicksalhaft, tragisch – die 17-jährige Freundin des Fahrers und die 16-jährige Freundin des Beifahrers. Danach prallte es gegen einen Baum. Neben der Straße war eine bewaldete Böschung, die leicht anstieg. Dorthinein wurden die beiden Mädchen geschleudert.

Das alles wussten wir zum Zeitpunkt unserer Ankunft am Unfallort natürlich nicht. Wir bogen um die letzte Kurve, und das Erste, was ich im morgendlichen Dämmerlicht sah, war der zertrümmerte tiefergelegte Golf, der quer auf der zweispurigen Fahrbahn stand. Mir gingen sofort lauter Fragen durch den Kopf: Wieso steht das Auto so merkwürdig? Es war auch kein zweiter Unfallwagen zu sehen. Unausgesprochen waren wir auf einen Verkehrsunfall zwischen zwei Pkw eingestellt gewesen. Dann entdeckte ich, dass etliche Meter von der Straße entfernt, den Hang hinauf, jede Menge Menschen zwischen den Bäumen standen, saßen, lagen, herumliefen. Was machen die da oben? Die Situation war auf den ersten Blick überhaupt nicht zu entschlüsseln.

Weil auch noch lose Autoteile auf der Fahrbahn und dem Gehweg lagen, kamen wir mit unserem Rettungswagen nicht näher an den Golf und den Hang heran. Die Polizei war offenbar ganz kurz vor uns eingetroffen. Ein junger Polizist sprintete auf uns zu und kickte mit dem Fuß die Frontschürze des Unfallwagens zur Seite. Seine Augen waren weit aufgerissen und schienen zu schreien: »Kommt schnell!« Da erst verstand ich, dass etwas Schreckliches passiert sein musste. Wenn Polizisten oder Feuerwehrleute anfangen zu rennen, ist es verdammt ernst. Im Augenwinkel sah ich einen Kollegen des zweiten Rettungswagens, der wenige Minuten vor uns eingetroffen war. Er machte sich an einem Wildzaun im unteren Bereich des Hangs zu schaffen. Der dazugehörige Zivi, auch ein ganz junger Mann, saß ein Stück weiter den Hang hinauf zwischen den Bäumen neben einem älteren Polizisten. Der wiederum hielt ein lebloses Mädchen im Arm. Der Polizist weinte. Ich lief auf ihn zu mit den Worten: »Wir übernehmen das jetzt.« Dann nahm ich ihm das Mädchen ab und legte seinen Körper vorsichtig auf den Waldboden. Äußerlich sah sie fast unverletzt aus. Keine großen Kratzer, keine Blutlache. Um zu sehen, welche Verletzungen vorlagen, schnitt ich die Kleidung auf.

Bei fast jedem Fall gibt es Kleinigkeiten, die sich tief ins Gedächtnis graben, die einen menschlich bewegen und berühren. Ich weiß es noch ganz genau: Das Mädchen trug ein schickes Outfit, offensichtlich hatte sie sich auf den Abend gefreut und sich für die Party zurechtgemacht. Das geht mich doch überhaupt nichts an, das will ich gar nicht sehen, dachte ich. Ich begann mit der Reanimation, zunächst mit der Herzdruckmassage. Doch schon beim ersten Drücken bemerkte ich, wie der ganze Brustkorb knirschend nachgab. Da war kein heiler Knochen mehr in ihrem Oberkörper. Ich fühlte nicht mal die Wirbelsäule, nur noch die Grasnarbe. Kein Zweifel, dieses Mädchen war tot. Trotzdem hörten wir nicht auf. Es gelang mir sogar, durch den zertrümmerten Mund einen Beatmungsschlauch in die Luftröhre einzuführen.

Ein solches Verletzungsmuster nennt man ein »großflächiges stumpfes Trauma«; im Unterschied zu einer Stich- oder Schussverletzung ist von außen kaum etwas zu sehen. Was wenige wissen: Die menschliche Haut ist sehr elastisch, sie hält den Körper regelmäßig auch nach einem sehr harten Aufprall zusammen. Für den weinenden Polizisten (in dessen Armen das sterbende Mädchen wohl seinen letzten Atemzug getan hatte und der, wie ich später erfuhr, eine Tochter im selben Alter hatte) und die anderen Zeugen war es deshalb nicht ersichtlich, dass jede Rettung zu spät kam. Es sah aus, als sei das Mädchen nur bewusstlos. Wir machten weiter mit Reanimation und Intubation, auch wenn mir nach den ersten Handgriffen klar war, dass wir nichts mehr für sie tun konnten. Außerdem gibt es im Rettungsdienst bestimmte Leitlinien, nach denen man handeln muss. Als Rettungsassistent ist man nicht befugt, eine einmal begonnene Reanimation eigenmächtig zu beenden und den Tod festzustellen. Das darf nur ein Arzt oder eine Ärztin. Doch an diesem Unfallort war noch immer kein Notarzt. Es hat in meiner Erinnerung eine gefühlte Ewigkeit gedauert, bis endlich ein Mediziner eintraf. Sobald er da war, brachen wir die Reanimation des Mädchens erfolglos ab. Es hatte zu keinem Zeitpunkt Lebenszeichen gezeigt.

Erst jetzt fand ich die Zeit, den Rest der Situation wahrzunehmen – und begriff das ganze Ausmaß des Unfalls. Es war unbeschreiblich, man hatte das Gefühl, man sei in einen Bombenangriff hineingeraten. Es waren fast apokalyptische Szenen: Dutzende panischer Teenager, teilweise angetrunken, viele völlig hysterisch, schrien herum, lagen weinend übereinander. Der Fahrer war nur leicht verletzt, stand aber unter Schock. Er murmelte vor sich hin und sah durch mich hindurch, als ich überprüfte, ob er Verletzungen davongetragen hatte. Der Beifahrer, der Freund der Toten, rannte derweil hin und her, schlug sich selbst mit der geballten Faust gegen den Kopf, war völlig außer sich. Als wollte er sich selbst aus diesem fürchterlichen Albtraum aufwecken.

Schließlich konnten wir gemeinsam mit dem anderen Rettungsteam das zweite Mädchen aus dem Zaun und dem Waldboden befreien, in den es durch den Aufprall hineinkatapultiert worden war. Sie schrie markerschütternd. Ein gutes Zeichen: Wer schreit, lebt. Wir brachten sie zum Rettungswagen. Der Notarzt entschied – genau richtig, wie sich später herausstellte –, dass sie ins nächstgelegene, nur etwa einen Kilometer entfernte Krankenhaus gebracht wurde. Den langen Transport zu einem sogenannten »Haus der Maximalversorgung«, beispielsweise einer Universitätsklinik, hätte sie vermutlich nicht überlebt. Sie hatte schwerste innere Verletzungen und musste sofort notoperiert werden.

Das zweite Mädchen hat den Unfall dann tatsächlich überlebt. Dieses kleine Krankenhaus besaß zum Glück eine hervorragende Unfallchirurgie, dort konnte sie zunächst stabilisiert werden. Ein paar Tage später hat man sie, soweit ich weiß, in eine größere Klinik verlegt.

Und wir?

Sind zurück zur Wache gefahren und haben ordnungsgemäß unsere Schicht beendet. Rettungswagen aufräumen, sauber machen, Sachen wegpacken, umziehen, ab nach Hause. Psychologische Betreuung wurde uns nicht angeboten, nach diesem Unfall nicht und auch nach sonst keinem Erlebnis in meinem bisherigen Berufsleben – mit einer Ausnahme, von der ich gleich noch kurz berichten werde.

In dieser Sommernacht aber, vor knapp zwanzig Jahren, in der zwei junge Männer in ein Auto stiegen, kurze Zeit später zwei junge Mädchen, ihre Freundinnen, überfuhren und eine von ihnen in den Tod rissen, kam ich am Sonntagmorgen nach Hause, als wäre es eine ganz normale Schicht gewesen.

Als ich die Wohnungstür aufschloss, rief meine damalige Freundin beiläufig aus der Küche: »Und, wie war's?« Ich konnte ihr nicht antworten, ich fing direkt an zu weinen.

Verglichen mit solchen Einsätzen auf der Straße, ist die Arbeit in der Rechtsmedizin überhaupt nicht verstörend. In unserem Sektionsraum, der einem Operationssaal ähnelt, sind wir täglich in unserer gewohnten stereotypen Umgebung mit denselben Kolleginnen und Kollegen. Wir werden nicht von plötzlichen Eindrücken überrollt. Ja sicher, die Leichen und die damit verbundenen Geschichten unterscheiden sich. Aber unsere Handgriffe sind stets die gleichen, auch unsere Instrumente, Gerätschaften und Untersuchungsmethoden. Wir haben keinen immensen Zeit- oder Entscheidungsdruck, wir können unser Vorgehen in Ruhe überlegen. Denn bei uns geht es eben nicht mehr um Leben oder Tod. Es geht vielleicht um Wahrheit oder um Gerechtigkeit – aber nicht mehr um lebensrettende Entscheidungen. An den Unfall- oder Tatorten, zu denen wir gerufen werden, sind wir stets die Letzten. Wir stehen auch selten bei den Hinterbliebenen im Wohnzimmer; wir sind nicht die, die Todesnachrichten überbringen müssen.

Das heißt nicht, dass es nicht schlimme Tage in meinem Beruf gibt. Der 19. Dezember 2016, ein Montag, war ein solcher Tag. Ich saß abends mit meiner Familie in einer Pizzeria, als der Anruf kam: Terroranschlag auf dem Berliner Breitscheidplatz. Etliche Tote, viele Schwerverletzte, unklare Lage. Gegen 22 Uhr waren meine Kolleginnen und Kollegen und ich vor Ort. Fünf von uns waren angefordert worden; zu diesem Zeitpunkt war die Arbeit der Rettungsdienste schon beendet. Die Verletzten waren versorgt und in Krankenhäuser gebracht worden. Nun musste sich noch jemand um die Toten kümmern.

Ein mulmiges Gefühl hatte ich dennoch, als ich mich in mein Auto setzte und Richtung Charlottenburg fuhr. Niemand wusste, was genau uns dort erwartete, ob die Gefahr eines »second hit«, eines zeitversetzten, zweiten Anschlags bestand. Meine Frau war damals gerade schwanger mit unseren Zwillingen, ich würde in Kürze zum ersten Mal Vater werden. Und ich wollte nicht nur ein Schwarz-Weiß-Foto im Leben meiner Kinder sein. Als ich aufbrach, hatte sie den gleichen Gedanken wie ich: »Ist es denn sicher dort?«

Vor Ort herrschte eine gespenstische Ruhe. Und es war ein hochsymbolisches Szenario, so empfand ich es. Dafür haben Terroristen scheinbar ein Gespür: Wir standen um Mitternacht am Fuße der erleuchteten Gedächtniskirche, um uns herum ein zerstörter Weihnachtsmarkt, überall zerborstene christliche Symbole, zerbrochene Engel, kaputte Weihnachtssterne – und mittendrin ein schwarzer Laster, wie der Hölle entsprungen. Als wenn die Erde sich aufgetan und einen solchen Lkw ausgespuckt hätte. Totenstille. Und dazu der allgegenwärtige Geruch von Senf, Glühwein und gebrannten Mandeln. Die Bergung eines Leichnams ist immer ein schlimmer Moment für alle Einsatzkräfte. Man weiß, gleich wird aus dem Körper eine Person, gleich kennen wir den Namen, gleich hat sie oder er eine Adresse, eine Biografie, Angehörige. Es gibt einen Spruch, den ich als junger Rettungsassistent manchmal von älteren Notärzten gehört habe: »Bei manchen Dingen ist man froh, wenn man sie nur aus der Zeitung erfährt.« Heute weiß ich, was sie damit meinten.

Einsätze, die man als Feuerwehrmann, als Notarzt, als Polizist oder Rettungsassistent erlebt, können weitaus belastender und traumatischer sein als jede Obduktion dieser Welt. Relativ unvermittelt wird man in Situationen hineingeworfen, die man nicht kommen sehen oder ahnen kann. Man muss trotzdem sicher agieren und funktionieren. Es gibt nicht die Option, sich umzudrehen und zu sagen: »Nein danke, darauf habe ich keine Lust.« Diesen Berufen gebührt unser größter Respekt.

2 DIE GEBURTSTAGSFEIER

Als Rechtsmediziner steht man nicht nur im Sektionssaal, man leistet auch regelmäßig sogenannte Vorder- und Hintergrunddienste. Das heißt, wir rücken aus, wenn die Polizei uns ruft. Die Kollegin oder der Kollege im Vordergrunddienst fährt zum Tatort, der Kollege im Hintergrunddienst steht für Rückfragen und eine eventuelle sofortige Obduktion bereit, die wir immer zu zweit machen. So will es die Strafprozessordnung. Was man im Fernsehen in Krimis oft vorgesetzt bekommt – den allein vor sich hin werkelnden, übel gelaunten und misanthropischen »Gerichtsmediziner« (nicht Rechtsmediziner, wie es korrekt heißt), der in einem fensterlosen Keller einsam seinen Dienst tut und neben der Leiche sein Brötchen isst –, das ist tatsächlich völliger Unsinn. Eine Sektion ist immer Teamwork. Fenster und Tageslicht gibt es bei uns übrigens auch.

Vordergrunddienste habe ich viele absolviert in den letzten Jahren. Oft gleichen sich die Wohnungen, in die man gerufen wird. In einer Villa mit goldenen Wasserhähnen stand ich jedenfalls noch nie. Es kommt sicher gelegentlich vor, dass sich wohlsituierte Menschen gegenseitig umbringen oder Opfer von Tötungsdelikten werden. Die Regel ist es aber nicht. Viel häufiger spielen sich Tötungsdelikte – als Rechtsmediziner würde ich niemals »Morde« sagen, diese Definition ist Sache der Justiz – in einem bestimmten Elendsmilieu ab. Manchmal denke ich, dass das die Kehrseite unseres Wohlstands ist. Der Preis dafür, dass viele von uns so gut leben können. Am Rand der Gesellschaft sieht es anders aus, da gleiten immer wieder Menschen in Lebensumstände ab, die dann vor allem von Drogen, Alkohol und Gewalt bestimmt werden.

In Berlin gibt es beispielsweise immer wieder Obdachlosentötungen – salopp formuliert: Man bringt sich im Suff gegenseitig um. Die Öffentlichkeit nimmt das kaum wahr, will die schmutzigen Details vielleicht auch nicht so genau wissen. In der Presse findet man selten mehr als eine kurze Notiz darüber. Dabei sind die Schicksale, die hinter diesen wenigen Zeilen stecken, erschütternd. Die Tötungsdelikte unter Obdachlosen laufen häufig erstaunlich gleichförmig ab. Waffen kommen selten zum Einsatz, meist wird geschlagen und getreten. Die brutal Erschlagenen sehen häufig am Ende gleich aus. Trotzdem ist mir ein Toter – der Mann auf dem Balkon – besonders in Erinnerung geblieben. Vielleicht, weil der Fall selbst für uns, die wir schon über viel Erfahrung damit verfügen, so grausam und bizarr war.

Ein Wochenende im September: Die ganze Woche lang habe ich schon Rufbereitschaft im Vordergrunddienst. Samstagnacht gegen drei Uhr geht plötzlich das Telefon. Ich möge bitte nach Rudow kommen, sagt die Polizei, in eine eigentlich ganz unauffällige, ruhige Wohngegend.

Ein Mann lebt dort in einem schlichten Mehrfamilienhaus in einer verdreckten und verwahrlosten Einzimmerwohnung. Immerhin hat er überhaupt noch eine Wohnung – offenbar ist er einer der wenigen in seinem Bekanntenkreis mit festem Dach über dem Kopf. Man trifft sich sonst meist vor irgendwelchen Trinkhallen, in Parks oder an Bahnhöfen. Diesmal hatte er zwei Tage zuvor drei Bekannte zu sich nach Hause eingeladen. Zusammen sollte offenbar ein Geburtstag gefeiert werden. So weit, so harmlos. Könnte man denken. Doch zwei der drei »Gäste« sind ziemlich aggressiv und bereits mehrfach wegen Gewalt- und Rohheitsdelikten vorbestraft. Einer der Männer – das »Geburtstagskind« – ist Mitte 30, der ältere Mitte 50. Der dritte Gast ist ein schmächtiger Typ, passiv und still.

Die Party geht nachmittags los und besteht vor allem aus unzähligen Wodkaflaschen, die die Männer zusammen leeren wollen. Es dauert nicht lange, bis die Stimmung umschlägt, mit steigendem Alkoholpegel sinkt die Hemmschwelle. Ein Wort gibt das andere: »Was willst du eigentlich von mir?« – »Ich hau dir gleich aufs Maul!« – »Warte ab, gleich zeig ich's dir!« Plötzlich beginnen die beiden Aggressiven ohne ersichtlichen Grund, den Gastgeber zu verprügeln. Sie gehen mit Faustschlägen und Fußtritten zu zweit auf ihn los. Nach einiger Zeit lassen sie wieder von ihm ab, denn sein Handy klingelt. Ein weiterer obdachloser Bekannter – der Fünfte im Bunde – ist dran. Einer der Täter nimmt das Telefonat an und lockt den Anrufer auch noch in die Wohnung. »Komm rum, hier steht noch 'ne Flasche Wodka!«

Kurze Zeit später steht Nummer fünf, ein 32-Jähriger, tatsächlich vor der Tür. Es ist mittlerweile später Nachmittag. Der Neuankömmling hat bis dato nichts mit den Geschehnissen zu tun, von der vorangegangenen Schlägerei weiß er nichts. Doch die zwei Aggressiven sind offenbar bereits im Gewaltrausch. Ohne Vorwarnung ziehen sie den neuen Gast in die Wohnung hinein, traktieren ihn sofort mit Fäusten. »Du bist jetzt auch fällig!« – »Gleich siehst du aus wie der da!« Als der Neuankömmling am Boden liegt, treten die zwei auf seinen Kopf ein. Nummer fünf ist eher klein und schmächtig, auch alkoholkrank, seinen Angreifern hat er körperlich nichts entgegenzusetzen. Währenddessen sitzt der zerschundene

Gastgeber auf seinem Bett und versucht, nicht hinzusehen. Er mischt sich nicht ein, er hat Angst. Der andere, ebenfalls passive Gast bittet die beiden Männer nur ab und zu: »Hört doch mal auf.« Doch es dauert lange, bis die beiden genug haben, fast eine Dreiviertelstunde lang dauert der grundlose Gewaltexzess. Das Opfer wimmert irgendwann nur noch. Tot ist der Mann zu diesem Zeitpunkt noch nicht.

Nach der Gewaltorgie beschließen die beiden Schläger, einkaufen zu gehen; der Alkohol ist aus, sie brauchen neue Getränke. Der Gastgeber und der passive Zeuge werden zusammen mit dem Schwerverletzten von ihnen erst bedroht und dann in der verwahrlosten Wohnung im 2. Obergeschoss eingesperrt, den Schlüssel nehmen die Schläger mit. Als sie gegen Abend zurückkehren, legen sie den Schwerverletzten auf das Sofa. Irgendwann rutscht er herunter, bleibt zwischen Sitzmöbel und Couchtisch liegen. Die beiden Täter, der Gastgeber und der Zeuge legen sich ebenfalls hin – zum Ausnüchtern.

Am nächsten Morgen erwachen nur vier von ihnen wieder. Neben ihnen liegt nun eine Leiche. Jetzt bekommen die Täter Panik: Der Tote muss weg. Am besten spurlos entsorgt werden. Ihnen kommt eine Idee: Man könnte doch ein Auto mieten, die Leiche einladen, irgendwo hinfahren – vielleicht rüber nach Polen – und den Körper ablegen oder vergraben. Doch woher das Geld für einen Mietwagen nehmen?

Na klar, vom Pfandleiher! Immerhin besitzt der Gastgeber einen großen modernen Plasmafernseher und Lautsprecherboxen. Da er nach der Prügelorgie am Vortag zwei geschwollene, blau unterlaufene Augen hat, setzen die Täter ihm eine Sonnenbrille auf und stoßen ihn aus der Wohnung. So geht es gemeinsam Richtung Pfandleihhaus. Doch anders als erhofft, bringen Fernseher und Boxen dort nur rund 250 Euro ein. Das reicht nicht, um für einen Mietwagen die geforderte Kaution zu hinterlegen. Ein neuer Plan muss her. Denn in der engen Wohnung kann der Tote nicht liegen bleiben. Man will ja »weiterfeiern«. Zunächst wird die Leiche aufs Bett geworfen, aber ein schöner Anblick ist das nicht. Nachdem man vom erneuten Alkoholeinkauf zurückkehrt, betten die Männer den Toten deshalb noch einmal um. Der kleine Balkon erscheint ihnen nun als geeigneter Ort für eine Zwischenablage. Obwohl vollkommen vollgestellt mit Gerümpel, finden sie dort tatsächlich einen Platz – unter einem Tisch. Dorthin legen sie den Leichnam ihres Kumpels, platzieren sogar ein Kissen unter seinem Kopf, decken ihn dann auch noch mit einer Fleecedecke zu. Erledigt.

Dann wird weitergetrunken, den ganzen Freitagabend. Doch irgendwann ist der Alkohol erneut aus. Der verstörte Zeuge, der selbst seit mehr als 24 Stunden Todesangst aussteht, bietet an, einkaufen zu gehen. Unter diesem Vorwand schafft er es, mit Erlaubnis der beiden Schläger die Wohnung nach Mitternacht endlich kurz zu verlassen. Sofort wählt er den Notruf der Polizei. Dann kauft er Alkohol und geht zurück in die Wohnung, zum Tatort. Kurz vor zwei Uhr am Samstagfrüh stehen die Beamten in der Wohnung. Sie finden vier Männer vor, alle schwerst betrunken. Und einen fünften, tot auf dem Balkon. Was genau passiert ist, ist unklar. Alle vier werden festgenommen. Dann klingeln die Polizisten mich aus dem Schlaf.

Ich schreibe in solchen Fällen natürlich auch Fundortberichte, in denen ich meine Eindrücke vor Ort schriftlich festhalte. Das hilft später, um zum Beispiel Verletzungsmuster bestimmten Gegenständen in der Wohnung zuzuordnen und so den Tathergang zu rekonstruieren. Was mir in dieser Wohnung als Erstes ins Auge sticht: Im Bad fehlt die Klobrille. Das hatte aber offenbar andere Gründe, jedenfalls nichts mit dem Fall zu tun. Dennoch sind es häufig kleine Dinge und Nebensächlichkeiten, die sich eingraben. Ganz offensichtlich war hier das Wohnzimmer der Ort des tödlichen Geschehens gewesen: Die Glasscheiben des Wohnzimmerschranks waren eingetreten, an den Wänden klebte Blut. Es wirkte, als hätte jemand zunächst auf dem Bett gesessen, als auf ihn eingeschlagen wurde, später dann auf dem Boden gelegen. Zu erkennen war das für mich anhand der Muster der Blutspuren. Manche waren punktförmig um das Bett herum angeordnet, andere hatten die Form von Ausrufezeichen. Einzelne Blutstropfen waren bis zur Zimmerdecke und unter den Wohnzimmerschrank gespritzt. Es war klar, dass hier massive stumpfe Gewalt angewendet worden war.

Der Kontrast zur recht geordnet wirkenden Auffindesituation auf dem kleinen Balkon mitsamt Kissen und der Decke hätte nicht größer sein können. Fast hätte man von einer Art »Undoing« sprechen können. Wir sehen so etwas gelegentlich bei Beziehungstaten, wenn ein Täter nach der Tat versucht, symbolisch etwas wiedergutzumachen. Ich erinnere mich deutlich an einen Fall, in dem ein Mann seine Frau zunächst zu Hause mit einem Lampenkabel stranguliert hatte, den Leichnam dann aber liebevoll auf dem Ehebett aufbahrte – sogar mit Blumen in den gefalteten Händen. Er drehte noch ein Abschiedsvideo, bevor er vom Dach des Hauses sprang. Der Fernseher im Wohnzimmer der Tatwohnung war auf Stand-by geschaltet, und ein Standbild des Mannes flimmerte über den Bildschirm, als wir eintrafen. Das Video richtete sich an die Kinder des Ehepaares, die zum Zeitpunkt der Tat nicht zu Hause, sondern in der Schule waren.

Abgesehen von Kissen und Decke, sah der erschlagene Mann auf dem Balkon aus wie erwartet: Das Gesicht der Leiche war stark angeschwollen und mit Blutergüssen übersät. Bemerkenswert war allerdings, dass die Haut des Rumpfes beim Betasten knisterte. Das ist ein klarer Hinweis auf einen sogenannten Spannungspneumothorax und deutete für mich auf gebrochene Rippen hin, die die Lunge verletzt haben könnten.

Mittlerweile brach der Morgen an. Wie üblich in solchen Fällen, ordnete der Bereitschaftsstaatsanwalt eine Sofortobduktion an. Auch die Polizei – eine Mordkommission des LKA Berlin hatte den Fall übernommen, da der Verdacht auf ein Tötungsdelikt bestand – hatte daran großes Interesse. Es hätte ja auch sein können, dass es eine heftige Schlägerei gegeben hatte und trotzdem am Ende ein Herzinfarkt die Todesursache war.

Als der Tote wenige Stunden später nackt auf unserem Obduktionstisch lag, sahen mein Kollege und ich, was ich ohnehin gleich vermutet hatte: Der ganze Körper war ein einziges Hämatom, überall Schwellungen und Hautabschürfungen. Wir dokumentieren immer alle Verletzungen genauestens. Bei diesem Toten entdeckten wir auch einige Riss-Quetsch-Wunden, etwa an den Augenbrauen und auf anderen vorstehenden Knochenstrukturen im Gesicht. Alle rührten von Schlägen oder Tritten her. Man erkennt es leicht, wenn ein Messer oder ein anderer scharfer Gegenstand benutzt wurde, dann resultieren daraus glatte, weil scharf durchtrennte Wundränder. Bei Haut, die durch stumpfe Gewalteinwirkung aufplatzt oder reißt, sind die Ränder der Wunde stets leicht fransig. Der Mann hatte zudem einen abgeschürften Nasenrücken, vermutlich von einem Schlag oder auch Tritt ins Gesicht. Der Mund war voll Blut. Die Ohrmuscheln waren eingerissen. Daran erkannten wir, dass es sich nicht nur um Schläge mit Fäusten gehandelt haben konnte. Für ein solches Verletzungsbild muss man die Füße »zu Hilfe« nehmen. Und zwar beschuhte Füße – barfuß bekommt man das nicht hin. Der Mann hatte außerdem typische kleinere Hämatome an den Armen, da packten ihn die Täter und hielten ihn fest. Wir nennen das Griffspuren. Dass er versucht hatte, sich zu wehren und seine Angreifer ebenfalls zu schlagen, konnten wir an seinen blutigen und abgeschürften Fingerknöcheln erkennen.

Auf dem Balkon hatte er nicht in einer größeren Blutlache gelegen, auch im Wohnzimmer war nicht literweise Blut vergossen worden. Das Blut sahen wir dafür im Fettgewebe – am ganzen Körper hatte der Tote Einblutungen. Teilweise hatten sich richtige Bluthöhlen gebildet. Außerdem war seine Rumpf- muskulatur nahezu komplett zerrissen. Etliche Rip- pen waren gebrochen. Einige hatten dabei auch die Lunge verletzt – wie ich es schon am Tatort aufgrund der knisternden Haut am Rumpf vermutet hatte.

Die menschliche Lunge ist innen am Brustkorb nicht festgewachsen, sondern wird durch Unterdruck an ihrem Platz gehalten. Dafür sorgen das innere Lungenfell, das mit der eigentlichen Lunge verwachsen ist, und das äußere Lungenfell, das an den Rippen anliegt. Den Spalt zwischen den Fellen nennt man Pleuraspalt. Wenn hier Luft eindringt, verliert die Lunge den Kontakt zur Innenseite des Brustkorbs – und damit auch ihr Volumen. Der Unterdruck verschwindet, die Spannung lässt nach, und die Lunge fällt in sich zusammen. Das passiert beispielsweise, wenn durch einen Messerstich in den Oberkörper von außen das Lungenfell verletzt wird und Luft einströmen kann. Oder wenn die Luft aus der Lunge selbst ausströmt, etwa, weil die Lunge von einer kaputten Rippe verletzt wird. Zunächst ist das nicht direkt lebensbedrohlich, schließlich haben wir zwei Lungenflügel. Aber wenn sich durch das Loch in der Lunge eine Art Ventil bildet, dann drückt der Patient mit jedem weiteren Atemzug mehr Luft in diesen Spalt, und der Druck im Pleuraspalt nimmt immer weiter zu. Irgendwann erstickt der Mensch dann sozusagen an seinen eigenen Atemzügen, weil der Druck im Pleuraspalt nirgendwo entweichen kann – und in Folge erst die verletzte Lunge, dann Herz und große Gefäße und schließlich auch die gesunde Lunge auf der Gegenseite zusammengepresst werden. Unter Druck stehende Luft aus dem Pleuraspalt entweicht so auch ins Weichgewebe, und damit kommt es zum Knistern der Haut beim Betasten.

Man kann sich das vorstellen wie Tausende kleiner Bläschen, die sich nach und nach am ganzen Körper ausbreiten. Je länger der Vorgang dauert und je mehr Atemzüge also getan werden, desto ausgedehnter wird dieses sogenannte Haut- oder Weichteilemphysem. Ich habe schon Leichen gesehen, die regelrecht aufgepumpt aussahen. Ein sehr grausamer und qualvoller Tod.

Bei dem Toten vom Balkon fanden wir dazu passend relativ oberflächliche Verletzungen an den Lungenfellen durch die gebrochenen Rippen, die aber schon ausreichten, dass aus der Lunge Luft ausströmen konnte. Diese Verletzungen waren bereits mit Fibrin belegt, einem körpereigenen Klebstoff, der für die Blutgerinnung von Bedeutung ist. Der Körper hatte also bereits begonnen, gegen die Verletzung anzukämpfen. Ein deutlicher Hinweis, dass der Mann sein Martyrium eine ganze Weile überlebt hat.

Es gibt noch andere Indizien dafür, wenn ein Sterbevorgang länger dauert. So entspeichern sich die Nebennieren, Stresshormone werden ausgeschüttet, darunter Cortisol und Adrenalin. Die Nebennieren sind anschließend oft höhlig zerfallen, das kann man mit bloßem Auge erkennen. Das Leichenblut ist zudem nicht so flüssig wie bei einem raschen Todeseintritt, sondern speckhautartig geronnen. Der Mann wies all diese Anzeichen auf. Ganz offensichtlich hatte er sich über Stunden gequält.

Niemand holte in dieser Zeit Hilfe. Dabei hätte man sein Leben retten können: Ein kundiger Notarzt hätte sofort das Knistern in der Haut bemerkt und den Überdruck aus dem Lungenspalt herausgelassen. Das ist eine für den Geübten sehr einfach durchführbare lebensrettende notfallmedizinische Maßnahme. An seinen großflächigen Hämatomen wäre der Mann nicht gestorben. Er hatte auch keine Hirnblutung, was bei massiver stumpfer Gewalt gegen den Kopf nicht unwahrscheinlich gewesen wäre. Es waren in diesem Fall wirklich »nur« die gebrochenen Rippen.

So weit unser Obduktionsergebnis. Jetzt stellte sich natürlich die Frage, wer der vier in der Wohnung Anwesenden ihm das angetan hatte. Als Rechtsmediziner können wir versuchen, dazu ebenfalls Aussagen zu treffen. Doch dafür muss man sich nicht nur die Toten anschauen – sondern auch die Lebenden. Oft führen wir solche Untersuchungen bei Festgenommenen im Polizeigewahrsam durch. Meine Aufgabe bestand also nach der Obduktion auch noch darin, mir von vier Obdachlosen beziehungsweise Schwerstalkoholikern insbesondere die Füße anzusehen und genauestens zu dokumentieren. Wer hatte wie heftig zugetreten? Die Männer hatten allerdings nicht nur drei Tage Alkoholexzess, sondern Wochen und Monate der Verwahrlosung hinter sich. Ihre Socken hatten sie in dieser Zeit ganz offenbar überhaupt nicht gewechselt, auch nicht ihre Füße gewaschen oder gar ihre Fußnägel geschnitten.

Wenn jemand zu mir sagt, im Obduktionssaal stinke es, dann würde ich denjenigen gerne zu solchen Untersuchungen mitnehmen. Oder in eine Messie-Wohnung, in der ein vergessener Leichnam mehrere Monate lang gelegen hat. In der Charité arbeiten wir vollklimatisiert. Und unsere Toten sind meist gekühlt. Ich gebe zu: Manche Leichen – vor allem solche, die vielleicht erst nach Monaten aus dem Wasser gezogen werden – riechen sehr unangenehm. Aber den schlimmsten Geruch, der mir jemals in die Nase gestiegen ist, erlebte ich als junger Rettungssanitäter im Klinikpraktikum während einer Operation an einem Patienten mit einer akuten Blutvergiftung. Der Mann hatte 40 Grad Fieber und einen großen Abszess im Oberschenkel, gefüllt mit fast einem Liter Eiter – ein bestialischer Gestank! Dagegen verblasst, finde ich jedenfalls, eigentlich fast alles, was man olfaktorisch in der Rechtsmedizin erlebt.

An den wirklich sehr ungepflegten Füßen der vier verhafteten Tatverdächtigen fanden sich auf den ersten Blick keine frischen behandlungsbedürftigen Verletzungen; ein Unfallchirurg hätte wohl kaum genauer hingesehen. Warum auch? Doch für einen Rechtsmediziner ist jedes noch so kleine Detail interessant. Bei dem »Gastgeber«, der ja auch schwer misshandelt worden war, konnte ich gar keine Abschürfungen oder Einblutungen an den Füßen oder den Unterschenkeln entdecken. Er hatte definitiv nicht zugetreten. Der passive Zeuge hatte am ganzen Körper keine frischen Verletzungsspuren, was auch zu seiner Aussage passte, dass er in die Schlägereien nicht verwickelt war.

Anders sah es bei den beiden Tätern aus, die sich nach eigener Aussage kaum noch an die vorangegangenen Tage und Nächte erinnern konnten: Der Jüngere hatte einen großen frischen Bluterguss am Sprunggelenk, der Ältere frische Blutergüsse am Sprunggelenk und Abschürfungen an der Achillesferse. Beides stammte eindeutig vom Zutreten und passte zu den Verletzungsmustern des Toten und auch zu den Schuhen der Täter. Man kann sich vorstellen, wie hart ein Mensch zutreten muss, um sich selbst dabei einen Bluterguss zuzufügen. Die Verletzungen an der Achillesferse sind typisch, wenn von oben nach unten getreten, quasi aufgestampft wird. Durch die Reibung des Schuhs entstehen dann die Abschürfungen.

Das ist einer der wirklich befriedigenden Aspekte der Rechtsmedizin: Manchmal braucht es nur gesunden Menschenverstand und etwas Erfahrung, um Erkenntnisse herzuleiten. Man benötigt keine komplizierten wissenschaftlichen Methoden. Meine Untersuchungsergebnisse waren eindeutig und flossen in den Prozess ein. Beide Täter wurden verurteilt. Für mich war der Fall damit vorbei.

Fast jedenfalls. Einige Monate später war ich beruflich mal wieder im Gefängnis. Mir fiel ein gepflegter Mann in Gefängniskleidung auf. Er erkannte mich nicht – aber ich ihn. Es war einer der zwei Täter. Man sah deutlich, wie gut ihm der Alkoholentzug und der geregelte Tagesablauf in der Haft bekamen. Er sah gesund aus und war medizinisch gesehen zumindest von außen betrachtet in einem deutlich besseren Zustand als damals bei der Fußuntersuchung. Viele Menschen, die vorher unter katastrophalen Gegebenheiten leben und in diesem Zusammenhang Straftaten begehen, profitieren meiner Erfahrung nach von den Strukturen im Gefängnis. Plötzlich essen sie regelmäßig, waschen sich, tragen saubere Kleidung, werden medizinisch versorgt. Dass erst ein unschuldiger Mensch sterben musste, damit ein anderer – ein Schuldiger – eine neue Chance im Leben bekommt, das mutet bitter und zynisch an. Ich persönlich versuche, das trotzdem nicht zu bewerten. Das ist das Rechtssystem, in dem wir leben. Die Rechtsmedizin ist Teil dieses Systems, und sie bespielt ein klar umrissenes Feld. Unsere Aufgabe ist nicht die moralische Einordnung. Wir sind für andere Dinge zuständig.

3 OHNE BÖSE ABSICHT?

Es gibt drei Körperhöhlen: die Kopf-, die Brust- und die Bauchhöhle. Brust und Bauch werden durch das Zwerchfell getrennt. Sobald bei einem Angriff eine dieser Körperhöhle »eröffnet« wird, etwa durch einen Schuss oder einen Stich, geht man juristisch prinzipiell von einem Tötungsvorsatz aus. Explizit im Gesetz findet sich diese Definition zwar nicht, aber in deutschen Gerichtssälen ist sie dennoch weitgehend Konsens. Das hat auch Auswirkungen auf die Ermittlungen: Bei anderen Verletzungen rückt die örtliche Kriminalpolizei an, etwa bei einem Schuss in den Arm oder einem Stich ins Bein. Sind Lunge, Bauchraum oder Schädel eröffnet, übernimmt eine Mordkommission. Ganz scharf ziehen lässt sich diese Grenze im Polizeialltag zwar nicht immer, aber ›Eröffnung einer Körperhöhle« ist dennoch das entscheidende Stichwort. Wenn der Angegriffene stirbt, droht dann wegen des mutmaßlichen Tötungsvorsatzes nämlich eine Verurteilung wegen Mordes oder Totschlags – mit entsprechend hohem Strafrahmen. Sind keine Körperhöhlen eröffnet worden, bleibt es meist bei einer Verurteilung wegen Körperverletzung mit Todesfolge. Die Strafen fallen deutlich geringer aus.

Doch was, wenn ein Täter plant, die Körperhöhlen-Eröffnung bewusst zu vermeiden – und dennoch die Absicht hat, das Opfer zu töten?

Das mag vielleicht erst einmal konstruiert klingen. Es ist aber tatsächlich in bestimmten kriminellen Milieus mittlerweile durchaus an der Tagesordnung. Kenntnisse über die Körperhöhlen-Eröffnung gehören dort sozusagen zum Allgemeinwissen. Oder anders gesagt: Lass uns mal lieber tief ins Bein stechen, da wandert man nicht so lange in den Knast, falls man erwischt wird.

Bei unseren Obduktionen bleibt das natürlich nicht unbemerkt. Dr. med. Miko Golembiewski, einer meiner Doktoranden, hat im Rahmen seiner Dissertation[1] einmal genau nachgezählt, wie viele Opfer von scharfer Gewalt – also meist von tödlichen Messerstichen – zwischen 2005 und 2015 auf unseren Obduktionstischen landeten. Großteils starben diese Menschen an Stichen in Brust und Hals, aber bei immerhin sieben Prozent waren Verletzungen an Armen, Beinen oder in der Leistengegend die Todesursache. Auch wenn dabei nicht alle Fälle Homizide, also Tötungsdelikte, waren, sondern auch Suizide mitgezählt wurden.

Deshalb verstehe ich es als einen wichtigen Teil unserer Arbeit, nicht nur die Toten zu obduzieren, sondern meine medizinische Einschätzung Richtern, Staatsanwälten, Anwälten und auch Ärzten vorzutragen und mein Wissen mit der Öffentlichkeit zu teilen. Wer außer Rechtsmedizinern sollte denn sonst auf dieses Problem aufmerksam machen? Wir führen Studien durch, wir untersuchen die entsprechenden Todesfälle genauer, wir publizieren Aufsätze und halten Vorträge – bis sich am Ende idealerweise in der Justiz und auch in der notfallmedizinischen Versorgung etwas verändert.

Tritte gegen den Kopf etwa werden heute anders beurteilt als noch vor einigen Jahrzehnten. Früher befanden Richter häufig, es handle sich dabei nicht um lebensgefährliche Handlungen. Doch viele Menschen starben nach Tritten gegen den Schädel – und das über einen langen Zeitraum, in dem diese Rechtsauffassung galt. Dennoch dauerte es, bis diese Erkenntnis schließlich auch in der Rechtsprechung berücksichtigt wurde. Heute würde kaum ein Jurist mehr auf die Idee kommen, dass Tritte gegen den Kopf als harmloser Teil einer Schlägerei zu werten sind.

Bei Stichverletzungen in Armen und Beinen aber ist die Justiz heute oft noch anderer Meinung als die Medizin und die Polizei. Den nächsten Fall habe ich genau aus diesem Grund ausgewählt – um zu zeigen, dass die Beschränkung auf die Körperhöhlen-Eröffnung nicht mehr zeitgemäß ist, wenn es um den Tötungsvorsatz geht. Man kann nämlich sehr wohl sterben, nachdem man einen gezielten Messerstich in die Extremitäten abbekommen hat.

Es ist ein Sonntagnachmittag im späten Juli, als zwei Drogendealer aufbrechen, um sich an einem dritten zu rächen. Sie wollen ihn einschüchtern und bestrafen. Schon vor Wochen haben sie ihm einige Gramm Gras im Wert von ein paar Hundert Euro überlassen, die sollte er verkaufen und ihnen dann den Einkaufspreis erstatten. Doch der 29-Jährige zahlt seine Schulden einfach nicht zurück, auch nicht nach mehrmaliger »Aufforderung«. Verärgert bestellen die beiden ihn zum Görlitzer Park – einem bekannten Berliner Drogenumschlagplatz.

Sie haben sich extra einen alten Audi geborgt und befehlen dem Mann einzusteigen: »Los, ab auf die Rückbank!« Gemeinsam fährt die Gruppe los, aus dem Zentrum der Stadt heraus. Die hinteren Türen sind mit einer Kindersicherung verschlossen. Offensichtlich gibt es schon während der Fahrt Drohungen und Ohrfeigen: »Und pass mal auf, was wir gleich mit dir machen werden!« An einem Waldstück angekommen, hält der Wagen an. »Aussteigen!« Doch der Bedrohte will nicht. Es gibt ein Handgemenge. Schließlich zückt einer der Dealer, der ebenfalls auf dem Rücksitz des Wagens sitzt, ein Messer mit einer

20 Zentimeter langen Klinge und sticht es dem Opfer in die rechte Leiste. Vielleicht hat er das Messer in der Wunde sogar noch umgedreht, oder das Opfer hat sich just in dem Moment bewegt. Jedenfalls finden wir später bei der Obduktion einen sogenannten »Schwalbenschwanz«: Das sind gezackte Wundränder, die dafür sprechen, dass es eine Dynamik, eine Bewegung während des Zustechens gegeben hat. Danach flüchtet das Opfer aus dem Auto, bricht aber nach wenigen Metern zusammen und bleibt nahe dem Waldweg liegen.

War dem Täter und dem Fahrer des Wagens klar, dass das Opfer tödlich verletzt war? Hatte der Dealer mit seinem Messer absichtlich keine Körperhöhle eröffnet – also gerade nicht in den Bauch oder den Oberkörper seines Kontrahenten gestochen? Wussten die Beteiligten, dass ihr Opfer innerhalb kürzester Zeit dort im Wald sterben würde? Menschliche Schlagadern, die durch Arme und Beine verlaufen, sind etwa kleinfingerdick. Ein tiefer Stich oder Schnitt an der richtigen Stelle – und das Blut spritzt mit hohem Druck heraus. Immer im Takt des Herzschlags. Oder wie bei einem Wasserhahn, der im Sekundentakt voll auf- und wieder zu- und wieder auf- und wieder zugedreht wird.

Wie lange es dauert, bis man mit solch einer pulsierenden Wunde verblutet? Dazu kann man folgende einfache Rechnung anstellen: Das zirkulierende Blutvolumen entspricht etwa acht Prozent des Körpergewichts. In meinem Fall ist das einfach auszurechnen: Ich wiege fast 100 Kilo, das heißt, ich habe fast acht Liter Blut im Körper. Wenn davon ein Drittel verloren geht, bei mir ca. 2,6 Liter, erleidet der Betroffene klinisch einen Schock. Als Schock bezeichnet man ein Missverhältnis zwischen dem Sauerstoffbedarf des Körpers und dem zur Verfügung stehenden Sauerstoffangebot. Wenn nicht mehr ausreichend sauerstoffreiches Blut durch die Adern fließt, wird der Mensch zunächst sehr blass, das Herz schlägt schneller, und der Blutdruck sinkt, weil sich der Körper auf die Durchblutung der lebenswichtigen Organe in Kopf, Brust und Bauch konzentriert. Dieser Schock ist behandelbar, indem man die Blutung sofort stillt, Sauerstoff verabreicht und zum Beispiel die Beine hochlegt, um Blut aus den Extremitäten in den Körperstamm und den Kopf zu verlagern.

Diese Zahlen gelten aber nur für einen gesunden Menschen. Ein 90-Jähriger mit krankem Herzen überlebt möglicherweise schon einen 25-prozentigen Blutverlust nicht, weil die Kompensationsmöglichkeiten des menschlichen Körpers altersbedingt dann nur noch sehr eingeschränkt vorhanden sind. Generell müssen starke Blutungen sehr schnell und effektiv behandelt werden, sonst sind die Betroffenen nach kürzester Zeit tot. Es reichen wenige Minuten.

Die Rettungsdienste sind darauf – auch aufgrund der Erfahrungen mit den weltweiten Terroranschlägen der letzten Jahre – mittlerweile eingestellt und führen entsprechende Geräte mit, um stark blutende Extremitäten abzubinden. Früher wurde davor gewarnt: »Da stirbt der Arm ab.« Heute hat sich medizinisch eine andere Herangehensweise durchgesetzt. »Life before limb« lautet jetzt die Maxime. Leben geht vor Gliedmaßen. Wenn ein Mensch nach einem Bombenanschlag oder einem Amoklauf verblutet, nützen ihm seine Arme und Beine nichts mehr. Daher hat man sich im Rettungsdienst, bei der Polizei und den Spezialeinheiten auf die Militär- und Kriegsmedizin besonnen. Dazu gehört das sogenannte Tourniquet – französisch für »Aderpresse« –, eine Mischung aus Gürtel und Druckverband, der in den letzten Jahren immer weitere Verbreitung auch im zivilen Rettungsdienst-Alltag fand. Ein Tourniquet kann man extrem fest zuziehen. Für den Verletzten ist das zwar wahnsinnig schmerzhaft, aber es rettet ihm im Zweifel das Leben.

Was die Täter an diesem Sommerabend nicht bedacht haben: Genau neben dem einsamen Waldweg, auf dem das Opfer liegen bleibt, beginnt eine kleine Neubausiedlung. Ein Mann, der dort wohnt, kommt gerade vom Joggen. Er findet den Schwerverletzten, noch lebend und somit unmittelbar nach der Tat, und setzt sofort einen Notruf ab. Auch andere Nachbarn werden später als Zeugen befragt, sie hatten sich über einen lauten Streit zwischen mehreren Männern und das fremde Auto gewundert, das mit durchdrehenden Reifen davonraste. Doch als der Notarzt nur kurze Zeit später eintrifft, kommt bereits jede Hilfe zu spät: Das Opfer ist verblutet.

Der Rettungshubschrauber hebt wieder ab, der Mann bleibt auf dem Waldboden liegen. Nun ist er ein Fall für die Rechtsmedizin.

Wie immer, wenn wir dazukommen, herrscht bereits wieder Ruhe, als ich mein Auto am Waldweg abstelle und zum Leichnam gehe. Alle noch anwesenden Einsatzkräfte tragen Spurensicherungsanzüge, weiße Ganzkörperschutzkleidung. Anders als im Fernsehen würde niemals einer von uns in privater Straßenkleidung durch einen Tatort schlurfen, weder ein Rechtsmediziner noch eine Kriminalkommissarin. Laut Zeugen saßen zwei Männer in dem flüchtenden Auto. Noch fehlt von ihnen jede Spur, noch versteht niemand das Motiv, aber eine Großfahndung läuft gerade an.

Währenddessen machen die Spezialisten der Kriminaltechnik des LKA Bilder von allen Details. Die Polizei hat bereits bestimmte Spuren auf dem Waldboden markiert. Auch die Feuerwehr ist da, wir brauchen sie, um den Tatort mit Scheinwerfern auszuleuchten. Mittlerweile ist es stockfinster, und zum Arbeiten benötigen wir gleißendes Licht.

Wir alle sind ab jetzt erfahrungsgemäß mehrere Stunden beschäftigt, bevor der Leichnam abtransportiert werden kann. Die Rechtsmediziner können dabei nicht drängeln, sie müssen selbstverständlich warten, bis die Arbeit der Spurensicherung komplett abgeschlossen ist. Anders als im Fernsehen zerstören auch wir sonst Spuren. Stundenlanges Herumstehen gehört eben auch zu unserem Beruf. Ich habe damit kein Problem, im Gegenteil, ich nutze die Zeit für Gespräche und Beobachtungen. Das festigt auch die persönlichen Beziehungen zur Polizei und Feuerwehr. Wir sind alle darauf angewiesen, gut und kollegial miteinander zusammenzuarbeiten und vom jeweiligen Können und Wissen der anderen zu profitieren.

Nur ist es leider an diesem Juliabend brüllend heiß, außerdem schwirren zahllose Mücken in dem moorigen Waldgebiet um uns herum. Unter meinem weißen Schutzanzug schwitze ich heftig, dazu die fiesen kleinen Viecher – zum Verrücktwerden. Die Polizei weiß mittlerweile, wer der Tote ist, er trägt zum Glück noch sein Portemonnaie mit Personalausweis bei sich. Kreidebleich sieht der junge Mann aus, nur eines seiner Hosenbeine sowie Socke und Schuh sind blutverschmiert. Zunächst wird alles nummeriert, der Leichnam mit durchsichtiger Folie abgeklebt und fotografiert, auch jeder Fetzen seiner Kleidung, jede Zigarettenkippe und jeder Fußabdruck auf dem

Waldboden. Das ist mühsame Fleißarbeit, dient aber unter anderem dazu, eventuelle DNA-Spuren der Täter zu finden. Das blutverschmierte T-Shirt hatten ihm die Einsatzkräfte vom Rettungsdienst schon aufgeschnitten.

Als alle Fotos gemacht und alle Spuren gesichert sind, trete ich an die Leiche heran. Mittlerweile ist es nach Mitternacht, mich umringen die diensthabenden Polizisten, wie immer neugierig und aufmerksam. Ich beginne mit der Leichenschau. Später in meinem Fundortbericht wird sich das so lesen:

»Der knöcherne Schädel ist beim Betasten stabil, nicht widernatürlich beweglich. Der Kopf ist bestanden mit eigenem, etwa 0,1 cm messendem, offensichtlich vor Kurzem rasierten braunen Kopfhaar, dieses ist nicht erleichtert ausziehbar. Die behaarte Kopfhaut im Hinterhauptsbereich erdig durchsetzt, es lassen sich nirgends Verletzungsspuren abgrenzen. Gesichtsschädel und Nasenskelett bei Betasten stabil, die Naseneingänge frei. Die Gesichtshaut ist geringgradig erdig verschmutzt, hier ebenfalls keine Verletzungsspuren. Die Augen sind spaltweit geöffnet, Augenfarbe grünbraun, Sehlöcher mittelweit, keine Seitendifferenzen. [...] Der Mund ist geöffnet, eigenes festes Gebiss in Ober- und Unterkiefer. Wenig erdige Antragungen und Baumrinde im Bereich der Frontzähne. Die Zunge im Rachen zurückgesunken, bis auf die beschriebenen geringgradigen Schmutzantragungen kein anderweitiger Fremdinhalt abgrenzbar. Der

Hals ist schlank, die Halshaut unverletzt. Knöcherner
Brustkorb beim Betasten druckelastisch, stabil, nicht
widernatürlich beweglich. Die Oberhaut allseits unver-
letzt, desgleichen die Oberhaut des Bauches, der Bauch
ist weich. Knöchernes Becken tastbar stabil. Im Bereich
der rechten Leiste findet sich eine annähernd winkelför-
mig gestaltete Wunde von etwa 5 cm Länge; die Wunde
klafft etwa 5 cm weit auf. [...] Die Wunde lässt sich
Richtung Genital sondieren, die Stichkanaltiefe beträgt,
orientierend gemessen, mindestens 8 cm. Im Wundgrund
ist Muskulatur sichtbar und tastbar, hier tritt auf Druck
reichlich flüssiges Blut aus.«

Also: keine Hinweise auf zum Beispiel ein Erwürgen oder Erschlagen, aber eine große Wunde in der
rechten Leiste. So weit lege ich mich vor Ort schon
fest, dass es sich um »scharfe Gewalt«, vermutlich einen Messerstich, und um ein »Delikt« handelt – dass
also jemand anders als das Opfer zugestochen hat.
Die Größe und Beschaffenheit des Messers? Dazu
mache ich noch keine Angaben, aber es ist offensichtlich, dass es keine kleine Schere und auch kein
Brieföffner war.

Übrigens verlangt die Polizei niemals direkt am
Fundort detaillierte Aussagen über Todesursache
oder Tatwaffe. Das wäre auch völlig unprofessionell:
Wenn wir irgendetwas behaupten und nach der Obduktion revidieren müssen, ist den Ermittlungen absolut nicht geholfen. Was die Polizistinnen und Poli-

zisten stattdessen oft machen: Sie legen mit Hand an, wenn ich Hilfe brauche, zum Beispiel, wenn ich einen Leichnam umdrehe und mir den Rücken genauer anschaue. Auch in diesem Fall gehört das zur Routine. Der sandige Waldweg, auf dem der Mann liegt, ist nicht blutdurchtränkt, dafür finden sich im nahe gelegenen Unterholz mehrere Stellen mit dunkler, nasser Erde. Dort ist das Opfer offenbar zusammengebrochen; erst die Notärzte haben den Körper für die Reanimation später auf den Weg gelegt. Dass unser bleicher Toter sich selbst in die Leiste gestochen hat, etwa, um sich das Leben zu nehmen, erscheint mir äußerst unwahrscheinlich. Der Bereitschaftsstaatsanwalt ordnet eine Sofortobduktion an.

Normalerweise vergehen zwischen Tod und Obduktion mehrere Tage, doch bei einem Tötungsdelikt, wenn zum Beispiel der oder die Täter flüchtig sind oder die Tatwaffe noch nicht gefunden ist, haben es alle eilig. Die Obduktion erfolgt nur wenige Stunden nach dem Tod. Das bedeutet unter anderem, dass die Körper natürlich noch warm sind. Man fühlt sich beim Sezieren ein bisschen wie ein Chirurg, nur, dass der Patient auf dem Tisch keinen Herzschlag und keine Atmung mehr hat. Mich persönlich berührt das eher unangenehm. Es erzeugt ein trügerisches Gefühl von Nähe, als hätte man doch mit einem Lebenden zu tun. Bei gekühlten Leichen entsteht dieser Eindruck nicht, die Distanz ist größer.

Als ganz grobe Faustregel hält ein Mensch zwei bis drei Stunden nach seinem Tod die Körperkerntemperatur von 37 Grad, danach sinkt sie pro Stunde um etwa ein Grad ab. Außentemperatur, Bekleidung und andere individuelle Umstände spielen auch eine wichtige Rolle. Um den Todeszeitpunkt zu ermitteln, setzen wir in der Rechtsmedizin deshalb aktuelle Rektaltemperatur, normale menschliche Körpertemperatur und Außentemperatur ins Verhältnis mit weiteren Faktoren. Diese Methode ist relativ zuverlässig, aber nicht hundertprozentig. Wenn der Tote beispielsweise zum Zeitpunkt seines Todes 39 Grad Fieber hatte, stimmen die Berechnungen schon nicht mehr. Manchmal helfen uns zusätzliche Messungen mit kleinen Stromstößen, um die mimische Muskulatur im Gesicht noch zu aktivieren. Für Außenstehende wirkt das manchmal, als wenn der Tote noch zwinkert. Oder wir benutzen Augentropfen und beobachten, ob und wie sich die Pupillen noch verändern.

Der Leichnam vom Waldweg ist bei unserer Obduktion, die rund 15 Stunden nach seinem Tod am darauffolgenden Morgen stattfindet, jedenfalls immer noch handwarm. Ein 25 Grad warmer Körper hat eine ganz andere Haptik als ein Körper, dessen Temperatur nur wenig über dem Gefrierpunkt liegt. Die Leichen, die wir regulär obduzieren, werden vorher bei 4 Grad in einem Kühlraum aufbewahrt, das ist genau die Temperatur, bei der Fäulnisprozesse maximal verlangsamt werden. Noch kältere Temperaturen sind nicht sinnvoll, denn wir wollen nicht, dass die Körper gefroren sind. Das würde das Gewebe zerstören, und wir könnten auch nicht mehr mit den Organen arbeiten. Wenn man die Leichname wieder auftaut, würden sie außerdem umso schneller faulen. Ich bin deshalb im Alltag an kalte Körper gewöhnt – aber wenn eine Sofortobduktion ansteht, ist der Körper eben oft noch spürbar warm.

Erste Fliegenlarven haben sich bereits auf seiner blassen Haut angesiedelt; das geht bei sommerlicher Hitze extrem schnell. Abwehrverletzungen – etwa Schnitte an den Unterarmen, die darauf hindeuten, dass das Opfer noch schützend die Arme vor den Kopf oder den Körper gehalten hat – finde ich nicht. Das passiert eigentlich reflexhaft, wenn man frontal angegriffen wird: Man reißt die Arme hoch. Wir sehen oft, dass Menschen in Todesangst Hände und Arme heben und dabei in die Klinge des Angreifers fassen. In einem späteren Fall wird das noch eine große Rolle spielen.

Dieser Tote hat all diese Befunde nicht, keine Schnitt- oder Stichverletzungen, auch sonst keine Spuren eines Kampfes. Auch das liefert wichtige Hinweise für die Ermittlungen, denn in der Rechtsmedizin geht es nicht nur um das, was wir sehen und finden, sondern ebenso um das, was wir nicht sehen.

In diesem Fall deutet alles darauf hin, dass der Mann von dem Messerstich überrascht worden ist. Das Opfer war mit großer Wahrscheinlichkeit auch nicht bewusstlos, als er den Stich in die Leiste bekommen hat. Der Schwalbenschwanz beweist, dass es Bewegung gab. Macht ja auch Sinn: Wer ein Messer tief in die Leiste gerammt bekommt, windet und krümmt sich vor Schmerzen.

Auch wenn die Todesursache offensichtlich ist, schauen wir uns – wie immer bei mutmaßlichen Tötungsdelikten – bei dieser Obduktion nicht nur die drei Körperhöhlen an. Wir sezieren auch Rücken, Arme, Beine und legen Muskulatur und Knochen frei. Es darf nichts übersehen werden. Eine extrem blutige Angelegenheit ist das übrigens nicht, denn wenn das Herz nicht mehr schlägt, spritzt auch kein Blut mehr. Fettgewebe ist typischerweise gelb, Muskulatur braunrot. Bei diesem Toten: nur Negativbefunde. Nirgendwo Auffälligkeiten. Auch Rippen und Wirbelsäule sind unversehrt. Lediglich in der linken Herzkammer findet sich eine kleine streifig-rötliche Verfärbung unter der Herzinnenhaut: Treffer! Das sind sogenannte Verblutungsblutungen, die entstehen, wenn ein gesunder Mensch mit einem starkem Herz plötzlich viel Blut verliert. Man kann sich das in etwa vorstellen wie bei einem Motor, der ohne Benzin läuft und ins Stocken gerät. Das Herz schlägt und schlägt, aber es ist kein Blut mehr vorhanden, das transportiert werden könnte. So kommt es zu diesen typischen Befunden. Ein alleinig eindeutiger Beweis für ein schnelles Verbluten ist das nicht, aber einer von mehreren Hinweisen. Dass der Mann an seiner arteriellen Leistenstichverletzung binnen kurzer Zeit verstorben ist, erkennen wir auch an den Wundrändern. Kein Schorf, nichts: Dieser Körper hatte – ganz anders als bei dem Toten vom Balkon – keine Zeit mehr, sein Wundheilungsprogramm zu starten.

Nach der Obduktion werden die Organe in die Körperhöhlen zurückgelegt, und die Leiche wird zugenäht. Vielleicht ist es beruhigend zu wissen, dass eine obduzierte Leiche nie schlimmer aussieht als vor der Obduktion. Nur eine große Naht, die vom Schambein bis zum Hals, und eine kleine zweite, die über den Hinterkopf von Ohr zu Ohr führt, erinnern daran, dass wir alle Körperhöhlen eröffnet und alle Organe einschließlich Gehirn zur Untersuchung entnommen haben. Die Körperlängsnaht kann für die Beerdigung unter einem Hemd mit hohem Kragen verborgen werden, die Naht am Hinterkopf verschwindet meist in den Haaren. Auch eine obduzierte Leiche kann also problemlos vor der Bestattung aufgebahrt werden.

Zurück zu unserem 29-jährigen, vormals kerngesunden Mann. Jetzt könnte man sagen: Ein ganz normaler Fall im rauen Berliner Drogenmilieu, es gab halt Streit unter ein paar Dealern, einer stach zu, es blutete stark, das Opfer hatte leider Pech. Doch mich machen Stiche in die Leistengegend immer stutzig, und ich halte sie längst nicht mehr für Zufälle. Bei einer Demonstration in Bonn 2012 beispielsweise wurden drei Polizisten von einem Täter mit einem Messer angegriffen. Der Angriff ist videodokumentiert. Wohin stach der »Demonstrant«? Gezielt in die Leisten! Nicht in den Bauch, nicht in die Brust, nicht in den Hals. Obwohl die Beamten mit Helmen, aber nicht mit schuss- und stichsicheren Westen im Rumpfbereich geschützt waren. Eine Polizistin wurde damals schwer verletzt, der Täter verhaftet und verurteilt – aber: Eine Mordabsicht konnte ihm nicht nachgewiesen werden.

Leistenstiche sind perfider als tiefe Stiche oder Schnitte in die Oberarm- oder Oberschenkelarterien. Diese Verletzungen lassen sich effektiv gut mit Tourniquets, Gürteln oder anderen kreativen Möglichkeiten behandeln. Aber wie will man eine stark blutende Wunde in der Leiste abbinden? Eine Blutung an dieser Stelle des Körpers zu stillen ist fast unmöglich. Hier hilft als Erstmaßnahme nur maximale Kompression. Vor einiger Zeit war in einer Berliner Zeitung das Bild eines großen bulligen Rettungssanitäters zu sehen, der auf der Hüfte eines Patienten kniete, dem in die Leiste geschossen worden war. Er saß den ganzen Weg vom Tatort bis zum Krankenhaus direkt auf dem Verletzten und drückte mit seinem gesamten Körpergewicht die blutende Wunde in der Leiste zu. Im Operationssaal übernahm dann ein Gefäßchirurg. Sich auf eine stark blutende Stichwunde zu knien und punktuell hohen Druck auszuüben ist sehr einfach und effizient.

Der Täter, der in dem Dealerstreit zugestochen hatte, wurde schon am darauffolgenden Tag verhaftet. Für die tödliche Verletzung, die er dem Opfer zugefügt hatte, mussten er und der Fahrer sich kurze Zeit später vor Gericht verantworten. Angeklagt waren sie nicht wegen Mordes, nicht wegen Totschlags, sondern wegen Körperverletzung mit Todesfolge. Ich war als Gutachter geladen. Die Version der Angeklagten vor Gericht klang so: Man habe den 29-Jährigen im Auto auf dem Rücksitz mit dem Messer nur erschrecken wollen, aber bei der Fahrt über den buckeligen Waldboden sei das Messer in die Leiste des Mannes abgerutscht. Man habe dann Panik bekommen, den Mann aus dem Auto gezogen und sei geflüchtet.

Das Gegenteil war nicht zu beweisen. Auch nicht durch die Rechtsmedizin.

4 EINE VERHÄNGNISVOLLE AFFÄRE

Meine Lieblingskneipe ist eine richtig urige Berliner »Stampe« und liegt gleich um die Ecke von unserer Wohnung. Ich kenne viele der Stammgäste seit Jahren – und einige sind leider auch schon auf meinem Obduktionstisch gelandet. So groß ist Berlin dann doch nicht. Einer war wirklich eine interessante Erscheinung: ein hagerer, ausgezehrter Alkoholiker, aber immer top gepflegt und sehr zurückhaltend. Wir nannten ihn Manni, doch das war nur sein Spitzname, wie sich später herausstellte. Er trug stets viel zu große Sakkos, trank dafür stets nur kleine Biere. Ausfällig wurde er nie, im Gegenteil, er war durch und durch akkurat. Manchmal – aber nur, wenn man ihn fragte – erzählte er Geschichten aus seinem bewegten Leben: Er kam aus dem Osten der Stadt, war vor der Wende Portier in einem schicken Hotel gewesen, hatte sich dann dem Devisenhandel verschrieben und landete schließlich in der DDR im Stasi-Knast. Sein Stammplatz in der Kneipe war unter einer großen Gummipalme direkt am Tresen. Irgendwann war der Stuhl unter der Palme leer.

Es stellte sich heraus, dass er nach Tagen tot in seiner Wohnung gefunden worden war – und ich ihn sogar persönlich seziert hatte. Weil der Leichnam bereits stark verwest war und sein bürgerlicher Name mir nichts sagte, hatte ich ihn allerdings nicht wiedererkannt.

Ich bin der festen Überzeugung: Gäbe es keinen Alkohol, könnte man fast alle öffentlichen Institutionen um die Hälfte runterfahren. Insbesondere die Bereiche Sicherheit, Ordnung, Medizin – inklusive der Rechtsmedizin. Ein Großteil der Leichen, die wir täglich obduzieren, hatte zu Lebzeiten ein Suchtproblem, meist Alkohol. Im Rettungsdienst sieht es nicht anders aus: Würden Teile der Bevölkerung nicht so exzessiv trinken, ließen sich die Einsätze um die Hälfte reduzieren. Und diese Einschätzung speist sich nicht nur aus meiner persönlichen Berufserfahrung. Laut Epidemiologischem Suchtsurvey (ESA) gelten 1,6 Millionen Menschen in Deutschland als alkoholabhängig; rund 74 000 Todesfälle (von den insgesamt etwa 900 000 Menschen, die jedes Jahr in Deutschland versterben) werden auf Alkoholkonsum zurückgeführt.

Zum Ende meines Medizinstudiums habe ich

während meines Praktischen Jahres mehrere Monate auf einer Inneren Station in einem Krankenhaus gearbeitet. Das fand ich extrem frustrierend, denn dort gab es vor allem zwei Arten von Patienten. Zum einen schwer kranke, alte Patienten, für die man – im Sinne einer Heilung – medizinisch leider nicht mehr viel tun konnte. Zum anderen eigentlich kerngesunde junge Patienten, die aber gerade dabei waren, sich mithilfe von Alkohol zugrunde zu richten. Wenn diese Patienten nicht selbst begreifen, was sie da tun, und eine Krankheitseinsicht entwickeln, kann man ihnen als Arzt auch nicht wirklich helfen. Und einsichtig sind die wenigsten. Mich hat das damals in große Selbstzweifel gestürzt. Mache ich überhaupt das Richtige?, habe ich mich gefragt. Warum bin ich nicht lieber Kapitän geworden? Oder Musiker?

Aus dem täglichen Alkoholelend sticht der nächste Fall dennoch komplett heraus. Weil er so untypisch wie unglaublich ist.

Katharina und Matthias kennen sich von der Arbeit und haben seit einiger Zeit eine Affäre – auch wenn die 36-Jährige eigentlich anderweitig verlobt ist und der 47-Jährige noch an seiner Ex-Frau hängt. Aber ab und zu ein Wochenende miteinander Spaß haben, warum nicht? Beide sind gut aussehend, genießen ihr Leben. Weil Katharina nicht in Berlin lebt, hat sie zu Hause etwas von einem Wochenendseminar erzählt, und so ist niemand misstrauisch, als sie am Freitagnachmittag in den Flieger Richtung Hauptstadt steigt. Matthias, ganz Gentleman, holt sie vom Flughafen ab. Er wohnt in einer schicken Gegend in einem großzügigen Loft. Das kann er sich leisten – er arbeitet selbst als Architekt. In der Wohnung angekommen, geht die junge Frau erst mal duschen. Ausgehen wollen die beiden an diesem Abend nicht mehr, obwohl um die Ecke jede Menge Bars, Cafés und Restaurants liegen. Doch Katharina und Matthias haben andere Pläne für die Nacht: Sekt. Cola-Rum. Red Bull. Wodka. Koks. Sex. Nicht unbedingt in dieser Reihenfolge, aber von allem so viel wie möglich.

Bis weit in die Morgenstunden hinein dauert ihre kleine Privatparty. Irgendwann am Samstagvormittag wird Katharina schlecht. Die zierliche Frau mit den kurzen blonden Haaren erbricht sich mehrfach, im Bad und auch auf den Wohnzimmerfußboden. Ihr Liebhaber holt Handtücher, um die Pfützen aufzuwischen. Gegen Mittag beschließen sie, sich schlafen zu legen. Katharina bekommt ein Kissen und eine Decke, bleibt im Schlafzimmer aber auf dem Boden vor dem Bett liegen. Später wird Matthias nach anfänglichem Herumdrucksen zugeben, dass er Sorge hatte, »dass sie mir auch noch das Bett vollkotzt«. Er selbst legt sich auf seine Matratze.

Gegen Nachmittag wacht er nach wenigen Stunden wieder auf. Katharina liegt auf dem Rücken vor dem Bett und scheint immer noch ihren Rausch auszuschlafen. Aber sie sieht auf einmal komisch aus. Und ihr Gesicht ist fleckig. Matthias versucht, sie zu wecken, schafft es nicht, bekommt dann Panik. Am späten Nachmittag geht sein Anruf bei der Feuerwehr ein. Vorher hat er sich noch telefonisch Rat bei einem Freund geholt, denn Katharina hat keinen deutschen Pass und ist nicht in Deutschland krankenversichert. Könnte das ein Problem sein, wenn man den Notruf verständigt? Der Freund gibt die einzig richtige Antwort: »Wähl sofort die 112!«

Als ich später am Abend das Loft betrete, sieht immer noch alles wild und wüst aus. Überall sind Kleidungsstücke verteilt, im Wohnzimmer und in der Küche stehen haufenweise leere Flaschen herum, auf dem Parkett finden sich an mehreren Stellen ein paar dunkle Haarbüschel. Die tote junge Frau liegt halb zugedeckt auf dem Schlafzimmerboden, zwischen Bett und Kommode. Auf den ersten Blick sind am Leichnam keine Verletzungen zu erkennen, lediglich im Gesicht hat sie auffällige runde Hautrötungen. Wurde sie möglicherweise erwürgt oder erdrosselt?

Diesen naheliegenden Verdacht kann ich sofort entkräften. Petechien, also Stauungsblutungen, sehen anders aus. Wie sie entstehen, ist schnell erklärt: Die Venen, die das sauerstoffarme Blut vom

Hirn zum Herz zurücktransportieren, verlaufen am Hals relativ weit außen, nahe unter der Haut. Die Arterien, die das sauerstoffreiche Blut durch den Herzschlag Richtung Hirn transportieren, verlaufen dagegen recht weit drinnen im Hals neben der Halswirbelsäule. Wird der Hals von außen nach innen komprimiert, zum Beispiel, weil jemand mit den Händen fest zudrückt, fließt für eine gewisse Zeit weiter Blut in den Kopf hinein, kommt aber nicht mehr heraus. Es beginnt, sich zu stauen. Menschen, die lebensgefährlich gewürgt oder gedrosselt werden, bekommen daher eine rotbläuliche Gesichtsfarbe. Punktförmig, flohstichartig tritt das Blut an gewissen Stellen in die Haut aus, in den Augenbindehäuten, in der Mundschleimhaut und in der Gesichtshaut. Das geschieht bereits nach 20 bis 30 Sekunden. Diese eigentlich nur punktförmigen Einblutungen können auch sehr großflächig werden, wenn sie zusammenfließen. Allerdings findet man sie typischerweise nur am Hals beziehungsweise oberhalb des Halses, nicht am Oberkörper. Solche Stauungszeichen zeigt die Leiche nicht.

Die Tote auf dem Schlafzimmerfußboden hat aber Flecken im unteren Halsbereich und am Dekolleté. Dass es avitale, also nicht zu Lebzeiten entstandene Hautveränderungen sind, sehe ich auf den ersten Blick, denn vitale Reaktionen, zum Beispiel Schorf oder Rötung, sind nicht zu erkennen. Mit hoher

Wahrscheinlichkeit handelt es sich bei den Flecken auf Wangen, Nase und Hals um Mazerationen, also Hauterweichungen, die durch das saure Erbrochene verursacht wurden, das in das Gesicht der Frau abgeronnen ist. Im Magen herrscht durch den niedrigen pH-Wert grundsätzlich ein saures Milieu; auch die tote menschliche Haut wird durch saure Flüssigkeiten angegriffen. Ansonsten finden sich am Körper der jungen Frau keine Hinweise auf stumpfe oder scharfe Gewalteinwirkungen oder Gewalt gegen den Hals, keine offensichtlichen Knochenbrüche. Ich öffne den Mund der Toten, sehe mir Zunge und Mundhöhle an, wölbe die Oberlippe nach oben. Das Lippenbändchen weist einen kleinen frischen Riss auf. Sie sei im Bad hingefallen und auf den Waschbeckenrand gestürzt, als sie sich übergeben habe, gibt der offensichtlich aufgewühlte und verstörte Liebhaber zu Protokoll. Das ist plausibel, passt zu der Verletzung – und ist auch nicht ungewöhnlich.

Mein erstes Fazit daher: Eine Sofortobduktion ist nicht nötig, weil keine Hinweise auf ein Tötungsdelikt erkennbar sind. Staatsanwaltschaft und Polizei sehen das genauso.

Für uns sieht zu diesem Zeitpunkt noch alles nach einer selbst verschuldeten Drogen- und Alkoholvergiftung aus – eventuell in Kombination mit dem sogenannten »Rockertod«. Diesen Rockertod sind schon einige gestorben, darunter berühmte Rockmusiker wie Janis Joplin oder Jimi Hendrix – daher der Name. Er läuft immer gleich ab: Die Betroffenen trinken unfassbar viel, oft in Kombination mit harten Drogen, erbrechen dann, meist auf dem Rücken liegend, atmen das eigene Erbrochene ein und ersticken daran. Der Alkoholrausch ist dabei mit einer tiefen Narkose vergleichbar – die körperlichen Reflexe sind nahezu ausgeschaltet, deshalb bewegen sich die Betrunkenen nicht, wachen nicht auf, fangen nicht an zu husten.

Leider ist dieser Tod nicht nur Prominenten vorbehalten. In Hamburg gab es Anfang der 1970er-Jahre einen politischen Skandal, weil mehrere Schwerstbetrunkene auf diese Weise erstickten – und zwar, während sie sich in Polizeigewahrsam befanden. Sie starben – schlecht überwacht – in staatlicher Obhut. Man beschloss 1974, eine Station für solche Fälle einzurichten, die »Zentralambulanz für Betrunkene (ZAB)«. Dort konnte man unter medizinischer Aufsicht sicher ausnüchtern. Lange war das eine bundesweit einzigartige und gut funktionierende Einrichtung; wegen sinkender Fallzahlen und steigender Kosten wurde sie vor einigen Jahren jedoch geschlossen. Als ich in den Nullerjahren in Hamburg noch RTW fuhr, habe ich oft Menschen dorthin transportiert; Hamburg, vor allem der Stadtteil St. Georg, war damals ein hartes Pflaster mit vielen Trinkern und Drogenabhängigen. Oft sammelten wir die Betrunkenen auf den Polizeiwachen ein und fuhren dann mitsamt Polizeibegleitung weiter, weil die Betrunkenen randalierten. »Patient geht mit POL in die ZAB« hießen diese Fahrten auf Funk. Sonderlich beliebt waren die Touren bei uns nicht, denn nicht selten musste man hinterher den Rettungswagen komplett, bis in die kleinste Ritze, reinigen.

In die ZAB kamen natürlich nur die Unverletzten, die lediglich ihren Rausch ausschlafen sollten. Ich erinnere mich gut an einen älteren Mann, der betrunken auf der Straße gestürzt war und sich eine Kopfplatzwunde zugezogen hatte. In der Klinik wurde die Kopfverletzung genäht und routinemäßig ein Blutalkoholtest durchgeführt – Ergebnis: 5,6 Promille! Wegen eines drohenden Atemstillstands wurde er sofort auf die Intensivstation verlegt. Trotzdem war der Mann halbwegs orientiert und ansprechbar, als wir ihn viele Stunden später von der Intensivstation in die ZAB verlegen sollten. Der Blutalkoholspiegel betrug immer noch über vier Promille. Wie ist das überhaupt möglich?, fragte ich mich damals. Kann man seinen Körper derart an Alkohol gewöhnen? In Ausnahmefällen geht das offenbar. Der Mann trank jedenfalls schon seit Jahrzehnten, vor allem Korn. »Heute war es eine Kiste«, erklärte er mir ungerührt und mit etwas verwaschener Sprache. 6 Flaschen! Wäre Saufen eine olympische Disziplin, hätte er darin Weltklasse erreicht.

Die Tote aus der schicken Wohnung wies dagegen bei der äußeren und auch der inneren Besichtigung – so nennen wir unser Vorgehen bei der Obduktion – einige Tage später keinerlei Anzeichen des »chronisch-exzessiven Alkoholmissbrauchs« (wie der Rechtsmediziner es ausdrückt) auf. An ihrer Leber konnten wir erkennen, dass die 36-Jährige sicher nicht abstinent gelebt, aber auch nicht viel getrunken hatte. Alles in allem lag da eine aparte, gepflegte, zu Lebzeiten gesunde Frau auf unserem Tisch.

In mein Obduktionsprotokoll diktierte ich:

»Die Frau erstickte an einer tiefen Speisebreiaspiration, am ehesten in Rückenlage und wahrscheinlich in Kombination mit einer die Handlungsfähigkeit einschränkenden Vergiftung bei laut Angabe Konsum von Alkohol und Drogen kurz vor dem Tod.«

Das Lippenbändchen erwähnte ich, maß ihm aber keine allzu große Bedeutung bei:

»Hinweise auf gravierende Gewalteinwirkungen zum Todeszeitpunkt konnten wir nicht feststellen, insbesondere nicht durch fremde Hand. Der frische Einriss des Lippenbändchens und die Kopfschwarteneinblutung mittig auf der Stirn auf Höhe einer gedachten Hutkrempenlinie passen gut zu einem Sturzgeschehen in alkoholisiertem Zustand.«

Todesursache: tiefe Speisebreiaspiration. Todesart: nicht-natürlich. Der schon am Leichenfundort vermutete »Rockertod« hatte sich in der Obduktion bestätigt.

Damit war mein Teil der Arbeit getan. Dachte ich. Eine chemisch-toxikologische Untersuchung – bei der Venenblut, Herzblut, Urin, Haare, Mageninhalt, Gehirn, Leber- und Nierengewebe auf bestimmte Substanzen getestet werden – ordneten wir im Anschluss an die Obduktion noch an, aber eher aus Routine als aus Neugier.

Das Ergebnis kam einige Tage später und machte unser gesamtes Institut sprachlos: 12,2 Promille. Das hatten die Kollegen aus der Abteilung für forensische Toxikologie im Blut der Toten nachgewiesen. Ernsthaft? 12,2 Promille?

Wir waren sofort alle wie elektrisiert: Wie geht denn das? Liegt da eine medizinische Sensation in unserem Kühlraum? Oder hat sich doch irgendwer vermessen? Dutzende Mal wurde nachgerechnet und nachgemessen. Dazu muss man wissen: Der Promillegehalt wird zum Zeitpunkt des Todes im Körper quasi »eingefroren«, denn der Organismus kann den Alkohol nun nicht mehr abbauen. Zwar bilden sich dann im Leichnam durch den Fäulnisprozess neue Alkoholverbindungen, doch diese sind vom Alkohol, den man trinkend zu sich nimmt, durch entsprechende Messungen gut zu unterscheiden. Diese Frau musste es also irgendwie geschafft haben, zu Lebzeiten auf diesen Pegel zu kommen – doch wie? Wir standen vor einem Rätsel. Denn weder sind weltweit jemals Fälle mit so hohem Promillegehalt wissenschaftlich publiziert oder dokumentiert worden, noch ging man bisher in der Rechtsmedizin davon aus, dass ein Mensch ein solches Niveau überhaupt erreichen kann. In Einzelfällen ist in der Wissenschaft gelegentlich von Werten oberhalb von 6 Promille berichtet worden, oft bei älteren Männern – wie dem Alkoholiker aus Hamburg – mit einer jahrzehntelangen Suchtvorgeschichte.

Was bedeutete das nun für den Fall? Wie und unter welchen Umständen war die junge Frau gestorben? Gemeinsam mit Polizei und Staatsanwaltschaft begannen wir zu grübeln: Rechnerisch hätte sie bei ihrem Körpergewicht mindestens 900 Milliliter, also fast einen Liter, mindestens 60-prozentigen Schnaps in einem Zug austrinken müssen, um einen Promillewert von 12 zu erreichen. Ein solcher sogenannter »Sturztrunk« ist zwar theoretisch möglich – diese These passte aber nicht zu den restlichen Werten der toxikologischen Untersuchungen. Denn die zeigten auch, dass sich der Alkohol schon in ihrem Körper ausgebreitet hatte. Sie musste nach der Alkoholaufnahme noch einige Zeit gelebt haben.

Oder, nächste Überlegung, hatte die große Menge an Kokain, die im Blut und auch in den Haaren der Toten nachgewiesen worden war, die Wirkung des Alkohols zumindest ein wenig neutralisiert? Konnte sie deshalb so viel trinken? Offenbar hatte die junge Frau regelmäßig und exzessiv gekokst, daran ließ die Haarprobe keinen Zweifel. Und auch bei dieser Droge tritt ein Gewöhnungseffekt ein. Kokain und Alkohol verhalten sich antagonistisch, also gegensätzlich. Alkohol in großen Mengen verursacht irgendwann eine Atemdepression bis hin zum vollständigen Aussetzen der Atmung. Kokain dagegen putscht Atmung, Herz und Kreislauf auf. Mit reichlich Koks in der Blutbahn könnte man eine an sich tödliche Dosis Alkohol somit noch eine Weile überleben.

Denkbar wäre auch, dass die junge Frau ihren flüssigen, alkoholhaltigen Mageninhalt erst erbrochen, dann eingeatmet und den Alkohol dadurch auch über die Lunge resorbiert hat – noch zu Lebzeiten. So hätte ihr Promillegehalt sehr schnell sehr hoch steigen können. Wegen des Kokains kam der Kreislauf vielleicht erst später zum Erliegen.

Oder hatte sich doch alles ganz anders zugetragen? War ihr vielleicht vaginal oder rektal hochprozentiger Alkohol appliziert worden? Die Schleimhäute im Unterleib hätten den Alkohol schnell aufnehmen können. Allerdings hatten wir für derart bizarre Praktiken bei der Obduktion keinerlei Hinweise gefunden. Das heißt: Diese Theorie war nicht zu beweisen.

Und das eingerissene Lippenbändchen? Hatte sie sich den Riss vielleicht gar nicht beim Erbrechen und dem Sturz auf den Waschbeckenrand zugezogen? Sondern weil ihr jemand mit Gewalt eine Flasche in den Mund gestoßen hatte? Hatte der 47-Jährige seine Kollegin gezwungen, mehr und immer mehr zu trinken? Wollte er, dass sie bewusstlos wird? Hatte dieser Mann vielleicht einen merkwürdigen Fetisch? Angesichts der Situation, in der wir die Tote gefunden hatten – umringt von literweise hochprozentigem Alkohol –, war das zumindest denkbar. Doch wir konnten es nicht einmal im Ansatz beweisen. Selbst wenn wir uns in unserem Gutachten festgelegt hätten, ja, ihr wurde etwas gegen ihren Willen eingeflößt, hätte das vor Gericht keinen Bestand gehabt, denn das gerissene Lippenbändchen ist eben auch durch einen Sturz auf einen Waschbeckenrand zu erklären. Spätestens während der Hauptverhandlung – wenn es denn dazu überhaupt gekommen wäre – hätten die Anwälte des Angeklagten uns zerrissen. Zu Recht! Aus einem so spärlichen Befund wie einem gerissenen Lippenbändchen kann und darf man keinen Sexualmord ableiten.

Kleiner Einschub an dieser Stelle zum Thema »Sexualmorde«: Statistisch gesehen sind sie zum Glück stark rückläufig, sie kommen eigentlich so gut wie gar nicht mehr vor. An unserem Institut gibt es dazu eine Doktorarbeit[2], in der die Sexualmorde in Berlin in den letzten 20 Jahren untersucht wurden. Es waren insgesamt 40, also durchschnittlich zwei pro Jahr. Dennoch sind es in Summe heutzutage nur noch sehr wenige Fälle – gemessen an den Zahlen, die wir aus dem 20. Jahrhundert kennen. Ein älterer Kollege erzählte mir vor vielen Jahren, er habe in seiner Anfangszeit im Prinzip wöchentlich erwürgte und vergewaltigte Frauen seziert, es sei zu Beginn seiner Tätigkeit fast alltäglich gewesen.

Heute begegnen uns nur noch äußerst selten sexuell motivierte Tötungsdelikte, doch auch ich kann mich noch gut an einen solchen und sehr grausamen Fall erinnern: Eine junge Frau, die auf einem Recyclinghof gearbeitet hatte, war von einem Kollegen beim Umkleiden überfallen, mehrfach vergewaltigt, stranguliert und erstochen worden. Anschließend warf er die Leiche direkt vor Ort auf den Müll. Es war im Januar. Als man sie schließlich fand, war der Leichnam komplett steif gefroren. Wir musste sie einige Tage quasi »auftauen«, bevor wir sie obduzieren konnten. Der Täter wurde kurze Zeit später gefasst; was er seiner Kollegin« angetan, war im Detail rekonstruierbar und zweifelsfrei zu beweisen.

Doch im Fall mit den 12 Promille Alkohol im Blut? Nichts als Fragezeichen. Ein junge Frau war tot. Tragisch, sinnlos. Und nun? War es ein Unfall? Oder doch ein Verbrechen? Und wie war diese hohe Promillezahl zu erklären?

Die Rechtsmedizin hat Grenzen, und es gehört zu

unserem beruflichen Ethos, diese Grenzen nicht nur zu kennen – sondern auch, sie zu ertragen. Belastbare Aussagen gegenüber Polizei, Staatsanwaltschaft und Gericht können wir nur treffen, wenn wir uns auch vor dem Hintergrund unseres rechtsmedizinischen Wissens und unserer Erfahrung sicher sind. Wenn es Fakten und Beweise gibt. Wir dürfen uns nicht von Gefühlen oder Meinungen leiten lassen, wir können keine Gewissheit suggerieren, wo keine ist. Alles, was wir nach monatelangen Untersuchungen und Ermittlungen in diesem Fall wussten, war: Diese Frau wurde definitiv weder erschlagen noch erstochen oder stranguliert. Sie erstickte an ihrem Erbrochenen. Sie hatte vor ihrem Tod gekokst und getrunken. Aber starb sie, weil ihr gewaltsam immer mehr Alkohol eingeflößt wurde? Gibt es einen Täter, der nun ungeschoren davonkommen würde? Wir wissen es bis heute nicht. Alles, was wir vorzuweisen hatten, waren Theorien, Überlegungen, Hypothesen.

Für mich war das ein völlig unbefriedigendes Ergebnis, persönlich wie wissenschaftlich. Der Fall ließ mich ziemlich frustriert zurück. Ich stellte meinen Kolleginnen und Kollegen auf rechtsmedizinischen Kongressen immer wieder die gleiche Frage: »Könnt ihr euch erklären, wie dieser Promillewert zustande gekommen sein könnte?« Niemand hatte eine schlüssige Antwort für mich. Wir beschlossen, den Fall mit all seinen offenen Fragen zu publizieren – auch auf das Risiko hin, wegen der 12,2 Promille von der Fachwelt für verrückt erklärt zu werden. Der Artikel erschien in der Fachzeitschrift »Blutalkohol«, die vom Bund gegen Alkohol und Drogen im Straßenverkehr herausgegeben wird.[3] Dort veröffentlichen Forscher zur Forensischen Alkohologie regelmäßig ihre neuesten Erkenntnisse. Leider löste unser Artikel keine größere wissenschaftliche Debatte aus. Zwar erzählten mir einzelne Kolleginnen und Kollegen aus anderen rechtsmedizinischen Instituten hinter vorgehaltener Hand, dass auch sie schon Tote mit absurd hohen zweistelligen Promillewerten auf dem Obduktionstisch gehabt hatten. Aber so richtig traut sich an das Thema bisher niemand heran. Man will sich vielleicht wissenschaftlich nicht unnötig angreifbar machen. Dabei gibt es aus meiner Sicht zu diesem Thema definitiv noch Forschungsbedarf.

Katharina, die junge Frau, die ja angeblich wegen eines Seminars in Berlin war, wurde übrigens kurze Zeit später von ihrem Verlobten vermisst. Er wunderte sich, dass sie schon das ganze Wochenende nicht erreichbar war und ihn auch nicht zurückrief. Das passte nicht zu ihr. Ihr war doch hoffentlich nichts zugestoßen? Einer seiner Freunde arbeitete bei der Polizei in Bayern. Dort erstattete der Verlobte eine Vermisstenanzeige und bat den Polizisten nachzuforschen. Es brauchte nur ein paar Klicks und

Anrufe, und der Beamte wusste, wo Katharina war. Kurze Zeit später hatte auch der Verlobte traurige Gewissheit: Die Frau, die er hatte heiraten wollen, lag in Berlin in der Rechtsmedizin.

5 DIE HALBE LEICHE

Ein Verbrechen ohne Zeugen, ohne Spuren, ohne Tatwaffe und ohne Leiche ergäbe den berühmten »perfekten Mord«, oder? Keine Arbeit für die Rechtsmedizin, keine Anhaltspunkte für die Polizei, kein Ankläger, kein Richter. Nur ein aus unerklärlichen Gründen verschwundener Mensch und ein unentdeckter Täter.

So weit die graue Theorie – die aber die Fantasie von vielen Krimiautoren immer wieder beflügelt. In der Realität verschwinden Leichen äußerst selten, und Tötungsdelikte, in denen die Polizei einmal die Ermittlungen aufnimmt, bleiben nur selten unaufgeklärt. Ob das immer zu einer Verurteilung führt, ist eine andere Frage. Jedenfalls kann man eine Leiche nicht so einfach »entsorgen«, wie das im Fernsehen gelegentlich wirkt.

Es ist tatsächlich schon einige Male vorgekommen, dass ich sonntagabends auf der Couch den »Tatort« sehe, wenn das Diensthandy klingelt und die

Polizei mich zu einem Leichenfundort ruft. Einmal lief sogar eine Berliner Folge, und so nahm ich den Anruf mit den Worten an: »Geben Sie mir 90 Minuten, dann kann ich Ihnen auch sagen, wer der Mörder ist.« Die Kollegen vom Lagedienst des LKA lachten, aber den Film konnte ich natürlich trotzdem nicht zu Ende schauen.

Auch an diesem Sonntagabend im Herbst muss ich also noch mal aufbrechen. Wie immer nehme ich meinen roten Toyota Corolla, Baujahr 1992, mein treuer Begleiter seit Studientagen, liebevoll genannt »der Rote Baron«, besonderes Kennzeichen: eine silberne Beifahrertür. (Als ich ihn 2018 schweren Herzens verschrotten muss, hat er fast 300 000 Kilometer auf dem Tacho.) Ich fahre durch eine Stadt voller Kräne, Gerüste, Baustellen: Berlin ist im Sanierungsfieber, überall wird Mietern gekündigt, und sie werden verdrängt, die alten Gründerzeithäuser anschließend von Immobilieninvestoren aufgehübscht und in Form teurer Eigentumswohnungen weiterverkauft. Die boomende Baubranche hat auch viele auswärtige Handwerker angelockt. Tausende Maler, Fliesenleger, Trockenbauer, viele von ihnen aus östlichen EU-Ländern, schuften auf Berlins zahlreichen Baustellen. Oft leben sie gemeinsam in bescheidenen Unterkünften und pendeln, wann immer möglich, zurück zur Familie in die Heimat. Ein prekäres Milieu, in dem nicht selten Mindestlohn und

Arbeitsschutz durch undurchsichtige Sub-Sub-Unternehmerkonstellationen außer Kraft gesetzt werden. Und genau dort spielte sich der folgende Fall ab.

Im Bezirk Lichtenberg haben Victor, Adam und Jan im Seitenflügel eines Mehrfamilienhauses eine Arbeits-WG gegründet. Die drei Männer, alle über 40, verstehen sich gut und leben recht harmonisch in der äußerst karg eingerichteten, aber sehr ordentlichen Wohnung zusammen. Die Raufasertapete an den Wänden ist weiß gestrichen, das Bad mit Wanne frisch renoviert, die schweren alten Zimmertüren wurden lackiert und haben goldene Beschläge. Abgeschliffene Holzdielen runden den gepflegten Eindruck ab. Jeder der Männer hat seine eigene Matratze, ansonsten gibt es kaum Möbel, aber immerhin drei Stühle und eine kleine Küchenzeile mit sauberen, funktionierenden Geräten. Auch Putzutensilien, Eimer und Wischmopp besitzt die WG. Victor ist der Hauptmieter und Chef der Gruppe, er sagt, wo es langgeht. Adam und Jan finden das völlig in Ordnung. Tagsüber arbeiten die drei zusammen auf dem Bau, sind auch dort oft ein Team.

Doch neuerdings ist die Stimmung in der Wohngemeinschaft schlecht. Das liegt am vierten Mitbewohner, der kürzlich eingezogen ist. Der 26-jährige Filip ist aufbrausend und jähzornig, außerdem gefällt es ihm nicht, dass Victor der unangefochtene

Boss ist. Schon häufiger hat es deshalb Streit gegeben. Und jetzt haben die vier Männer auch noch Ärger mit ihrem Bauunternehmer: Weil sie mehrmals nicht nüchtern zur Arbeit kamen, hat er ihnen bis auf Weiteres ihre Aufträge entzogen.

Als Hauptmieter Victor Ende Oktober für eine Woche in den Urlaub fährt, kippt eines Abends – es ist ein Dienstag – die Stimmung, und der lange schwelende Konflikt eskaliert: Filip schlägt mit Fäusten so lange auf den auf seiner Matratze liegenden Adam ein, bis der 49-Jährige ein Schädel-Hirn-Trauma erleidet und stirbt. Natürlich spielt auch bei diesem Gewaltexzess – wie bei dem Erschlagenen auf dem Balkon – der Alkohol, den alle Anwesenden vorher in großen Mengen getrunken haben, eine entscheidende Rolle, aber das macht diesen Fall nicht ungewöhnlich, im Gegenteil.

Skurril wird die Geschichte erst nach der eigentlichen Tat: Denn offenbar sind sowohl der junge Filip als auch der ältere Zeuge Jan überzeugt davon, dass das Tötungsdelikt vertuscht werden kann – wenn man es nur klug genug anstellt und Adams Leichnam irgendwie verschwinden lässt. Diese Idee kommt ihnen nach dem Aufwachen und einem heftigen Kater, mittlerweile ist es Donnerstag – sie haben sich nach der Tat schwer betrunken neben dem Leichnam schlafen gelegt. Der alkoholkranke Jan – das wird er später zu seiner Verteidigung vorbringen – macht bei diesem Plan vor allem deshalb mit, weil er einerseits Angst vor dem aggressiven Filip hat, der immer wieder droht, ihn ebenfalls totzuschlagen. Andererseits fürchtet er auch die Reaktion seines Freundes Victor. Was wird der sagen, wenn er am kommenden Wochenende nach Berlin in seine Wohnung zurückkehrt und dort einen seiner Kumpel erschlagen vorfindet? Das gäbe Stress. Deshalb müssen bis dahin alle Spuren beseitigt werden. Und die Wohnung muss wieder blitzblank sein. So viel steht für Jan fest.

Die beiden Männer beschließen, den Körper des Toten zu zerteilen und stückweise in die großen schwarzen Mülltonnen zu werfen, die vor dem Mietshaus stehen. Ein Beil besitzt die Handwerker-WG, ein massives Ding, über ein halbes Kilo schwer und mit Echtholzstiel. In der Küche findet sich außerdem ein Küchenmesser mit einer 13 Zentimeter langen Klinge. Damit sollte es gehen, meint Filip. Leider hat keiner der beiden Männer nähere Anatomiekenntnisse. Und so fängt Schläger Filip gegen Mitternacht an, den Erschlagenen zu zerhacken. Er will ihn zunächst in zwei Teile zerlegen. Dabei sucht er sich allerdings nicht die Stelle des Körpers aus, die dafür am geeignetsten wäre: Sie verläuft natürlich zwischen den unteren Rippen und den Beckenknochen, dort, wo ›lediglich‹ einige Hautschichten, ein paar Organe und die Wirbelsäule durchtrennt werden müssten. Nein:

Filip setzt etwa zehn Zentimeter tiefer an. Dort, wo das Becken und somit die festesten Knochen sind. Es muss sicher lange gedauert haben, wohl eine Stunde oder länger, bis er den Toten auf diese Weise zerteilt hat, eine unvorstellbare Schlachtszene, bei der das Blut meterweit an die Wände spritzt, weil Filip mit dem Beil weit ausholt. Immer und immer wieder saust das Beil auf den Körper nieder, das erkennen wir später bei der Obduktion anhand zahlreicher versetzter Schnitt- und Rissstellen. Die Nachbarn werden von langem, lautem »Möbelrücken« mitten in der Nacht berichten.

Irgendwann in den frühen Morgenstunden ist es geschafft, Adams Leiche besteht nun aus zwei Hälften. Aus der großen Schnittstelle ragen die Darmschlingen heraus. Allerdings haben die beiden Matratzen im Zimmer ziemlich gelitten bei dieser Zerlegungsaktion, sie sind voller Blut. Jan und Filip tragen sie in den Hof, verstecken sie in einem Verschlag. Das muss als Vertuschungsmaßnahme erst mal ausreichen. Als Nächstes kümmern sie sich um den unteren Teil der Leiche, Becken und Beine. Sie schauen sich in der Wohnung um: Was könnte man zu Tarnzwecken benutzen? Schließlich umwickeln sie den unteren Teil der Leiche für den Transport mit mehreren Decken.

Die halbierte Leiche im Müll des eigenen Hauses zu entsorgen erscheint ihnen doch zu auffällig. Im Schutze der Nacht (mittlerweile ist es gegen zwei

Uhr) tragen sie ihr längliches Paket 30 Meter die menschenleere Straße entlang und wuchten es in den Müllcontainer des Nebenhauses. Soll doch der Verdacht auf die Nachbarn fallen, das wäre ihnen nur recht. Mit einem Ruck ziehen sie den Deckel der Mülltonne zu.

Filip, dem Haupttäter, reicht es jetzt. Die vorangegangenen Stunden waren ziemlich anstrengend. Zwar liegt der Oberkörper von Adam weiterhin in der blutverschmierten Wohnung, aber darum soll sich Jan kümmern. Der junge Mann verschwindet vom Tatort und beschließt, den Rest der Nacht bei seiner Freundin zu verbringen. Nach seiner Verhaftung wird er behaupten, mit dem Tötungsdelikt gar nichts zu tun zu haben, er habe schließlich in einer anderen Wohnung geschlafen. Ein ziemlich wackeliges Alibi. Jan bleibt allein mit dem Chaos zurück. Er weiß: Drei Tage hat er Zeit, dann kommt Hauptmieter Victor wieder. Der gelernte Dachdecker gibt sich redlich Mühe: Wischt mehrmals den Boden, säubert penibel das Beil und das Messer, spült alle Blutreste aus dem Waschbecken, reinigt die Oberflächen der Küche, versteckt das Beil im Küchenschrank. Er malert sogar die Wände, bis sie wieder in frischem Weiß erstrahlen. Nur an einer Stelle übersieht er einige Blutspritzer. Oder vielleicht ist auch einfach die Farbe zu Ende. Ansonsten sieht nun eigentlich alles wieder ganz ansehnlich aus. Putzeimer und Mopp lässt er griffbereit in der Küche stehen, mit klarem Wasser, versteht sich.

Nur die Entsorgung des halben Leichnams – das ist zu viel für Jan. Weil der Oberkörper schnell anfängt, unangenehm zu riechen – es ist November, und die Wohnung wird gut beheizt –, umwickelt er ihn mit allem, was er findet. Hauptsache, diesen Fäulnisgeruch in Schach halten. Drei Tage später entschnüren wir dieses Paket gemeinsam mit der Mordkommission vorsichtig und sorgsam auf dem Obduktionstisch. In meinem Bericht halte ich fest, was ich entdecke:

»Oberkörper und Kopf befinden sich in einem zusammengewickelten Matratzenschoner aus beiger Kokosfaser. An der Oberseite ist dieser Matratzenschoner mit diversen Bekleidungsstücken bedeckt und mit beigem Kreppband verschnürt. Bei diesen Kleidungsstücken handelt es sich um eine blaue Herrenjeans und einen blauen Schlafsack, dieser verschmutzt mit bräunlich-rötlichen Gewebsanhaftungen und Blutantragungen. Der Matratzenschoner ist neben dem beschriebenen Kreppband mit insgesamt drei Handtüchern (ein grünes und zwei rote) verschnürt, ferner mit einem durchtrennten Stromkabel (wie zum Aufladen eines Mobiltelefons).«

Eigentlich hatte Jan das Paket wohl auch in den Müll werfen wollen. Doch dazu kommt es nicht. Weder körperlich noch nervlich schafft der Mann es, sich in einer der folgenden Nächte noch mal in

Richtung Mülltonnen aufzumachen. Stattdessen ertränkt er über drei Tage seinen Kummer und seine Angst in Schnaps, größtenteils sitzend oder liegend neben dem verpackten halben Leichnam. Er ist völlig gelähmt, auch zu einer Flucht kann er sich nicht aufraffen.

Ungewöhnlich ist seine Reaktion nicht. Täter kommen mit einer postmortalen Zerstückelung oft deutlich schlechter zurecht als mit dem Tötungsdelikt selbst. Scheinbar ist es für einen Menschen leichter auszuhalten, im Affekt einen anderen Menschen zu erschlagen, zu erschießen oder zu erwürgen, als ihn dann anschließend zu zerteilen. Nicht selten verspüren die Täter in den darauffolgenden Wochen und Monaten einen so großen psychischen Druck, dass sie irgendwann nicht anders können, als mit irgendwem über ihre monströse Tat zu sprechen – und sei es mit einem Fremden nachts in einer Kneipe. Solche überraschenden Geständnisse haben schon dazu geführt, dass Mordfälle mit zerteilten oder verschwundenen Leichen aufgeklärt wurden. Auch Jan, der ja weder zugeschlagen noch das Beil geschwungen hatte, scheint geradezu darauf zu warten, dass er endlich sein Gewissen erleichtern kann.

Pünktlich am Sonntagabend, während ich ein paar Kilometer weiter gerade vor dem Fernseher sitze, schließt Victor seine Wohnungstür auf. Er findet seinen Kumpel Jan allein auf seiner Matratze liegend, angetrunken. Auf dem Fußboden liegt ein stinkendes verschnürtes Kleiderbündel. Sonst ist die Wohnung leer.

»Jan, wo ist Adam? Wo ist Filip? Und was riecht hier so?«

Jan hebt seinen Kopf vom Kissen, sofort platzt es aus ihm heraus: »Der Filip hat den Adam erschlagen. Hier drinnen ist er.«

Victor kann nicht fassen, was er da hört. Aber aus dem Bündel gucken tatsächlich ein paar blutige Büschel hervor. Das könnten Haare sein. Sofort ruft er die Polizei.

Eine zerstückelte Leiche ist für Feuerwehr, Polizei und andere Einsatzkräfte kein alltäglicher Anblick. Auch nicht für uns Rechtsmediziner. In Berlin kommt es im Schnitt höchstens ein- bis zweimal pro Jahr vor, dass ein Leichnam in Teilen gefunden wird. Fast alle zerstückelten Leichen, mit denen ich im Laufe meines Berufslebens zu tun hatte, wurden zwecks Vertuschung zerteilt. Das Abtrennen von Gliedmaßen geschieht nicht zu Lebzeiten und nicht zum Lustgewinn, sondern weil die Täter sich erhoffen, den Leichnam besser loszuwerden. Wir nennen das »defensive Leichenzerstückelung«.

Das Problem vieler Verbrecher ist nur, dass sie sich das Prozedere viel zu einfach vorstellen – wie die beiden Handwerker mit dem Beil. Dabei war ihre Idee mit dem Müll gar nicht so schlecht. Hätte die

Berliner Müllabfuhr die Tonnen des Nachbarhauses in den drei Tagen zwischen der Tat und der Rückkehr des Hauptmieters geleert, wäre zumindest der untere Teil des Toten vermutlich unwiederbringlich verloren gewesen. Restlos verschluckt von einer Müllverbrennungsanlage am Stadtrand. Doch die Tonnen waren an diesem Sonntagabend noch voll. Und so brauchten die Spürhunde, mit denen die Polizei kurze Zeit später die Umgebung des mutmaßlichen Tatorts ablief, nur wenige Augenblicke, dann war das Rätsel um die fehlenden Beine gelöst. Auch Beil und Messer waren schnell gefunden – und selbstverständlich ließen sich an ihnen, trotz Jans Säuberungsaktion, noch Blutspuren des Opfers nachweisen, ebenso an den Wänden. Mittels kriminaltechnischer Methoden wie beispielsweise Luminol kann man auch Blutspuren wieder sichtbar machen, die für das bloße Auge nicht erkennbar sind. Wer ein Blutbad in einem geschlossenen Raum anrichtet, hat also wenig Chancen, dass die Tat unentdeckt bleibt. Auch, wenn zunächst kein Leichnam zu finden ist.

Trotzdem gibt es immer wieder spektakuläre Fälle, in denen Leichen wirklich spurlos verschwinden, aber das sind meiner Erfahrung nach absolute Ausnahmen. In Berlin machte die Geschichte eines Türstehers Furore: Vor vielen Jahren war »Achmed der Bär« von einem Tag auf den anderen unauffindbar. Da der Mann in Drogendealer-Kreisen unterwegs war, stand schnell der Verdacht im Raum, jemand aus der Szene könnte ihn umgebracht haben. Die Polizei ermittelte hartnäckig, konnte die Leiche aber partout nicht finden. 13 Jahre später erhielten die Beamten dann neue Hinweise. Ein Mann behauptete, außerhalb von Berlin sei zum Zeitpunkt, als der Türsteher verschwand, gerade das Fundament für ein Haus gegossen worden. Dort habe er im Auftrag der Täter die Leiche im Beton versenkt. Die Polizei rückte mit schwerem Gerät an und grub nicht nur den Garten und den Teich des Hauses um, sondern hackte auch den Terrassenboden auf. Die Presse stand neugierig am Zaun. Doch trotz des riesigen Aufwands kamen keine menschlichen Überreste zum Vorschein.

Ich glaube nicht, dass in deutschen Bodenplatten oder Betonfundamenten haufenweise Leichen ruhen. Vielleicht ist die eine oder andere tatsächlich im Wald vergraben worden und rottet dort unentdeckt vor sich hin. Aber normalerweise gibt es nur einen Ort, an dem ein menschlicher Körper wirklich spurlos verschwinden kann – und das ist das städtische Krematorium. Es bleibt lediglich ein Häufchen Asche zurück. Und gegebenenfalls ein bisschen Metallschrott, der auf Herzschrittmacher, Zahnarbeiten und künstliche Gelenke schließen lässt. Nicht einmal DNA lässt sich aus der Krematoriumsasche noch gewinnen.

Etliche Täter hat das schon inspiriert: Sie versuchten sich nach einem Tötungsdelikt an einer posthumen Leichenverbrennung. Aber selbst wenn man unter einem toten Körper reichlich Holz aufschichtet und eine Art Scheiterhaufen errichtet, ist dieser Plan zum Scheitern verurteilt. Immer! Die komplexen und ausgefeilten technischen Gegebenheiten in einem Krematorium mit den konstant hohen Temperaturen über einen langen Zeitraum lassen sich nicht so einfach nachbauen.

Auch den gerne kolportierten Mythos, man könne Leichen in der Badewanne in Säure auflösen, muss ich leider dekonstruieren. Eine restlose Beseitigung ist auf auch diese Weise unmöglich. Sogar beim sogenannten »Säurefassmörder« aus Hamburg, der in den 1980er-Jahren mehrere Frauen entführt, vergewaltigt, gefoltert, getötet, zerstückelt, schließlich die Leichenteile in große Fässer mit Salzsäure geworfen und die Fässer anschließend noch vergraben hatte, fanden sich Jahre später in den Fässern noch Spuren der Leichen wie Haare oder Zähne. Klaus Püschel, Rechtsmedizin-Professor und ehemals Leiter des Instituts für Rechtsmedizin am Universitätsklinikum Hamburg-Eppendorf, war damals Gutachter im Gerichtsprozess und hat über den Fall vielfach berichtet.

Gibt es ihn also am Ende gar nicht – den »perfekten Mord«? Doch, durchaus! Aber er hat wenig mit geschickt zerlegten oder heimlich weggeworfenen

Leichenteilen zu tun. Im Gegenteil. Der perfekte Mord wird nämlich gar nicht erst vertuscht, denn: Die Tat wird als solche gar nicht erkannt. Es treten keine Ermittler auf den Plan, niemand ordnet eine Obduktion an, es gibt keinen Anfangsverdacht. Ein Mensch ist tot, aber alles erscheint »normal« und unauffällig. Diese Art von »perfektem Mord« ist kein seltenes Phänomen, sondern ein ernst zu nehmendes gesellschaftliches Problem.

Wie ich zu dieser Einschätzung komme? In allen Bundesländern außer in Bayern müssen Leichen vor der Verbrennung in den Krematorien noch einmal amtsärztlich oder rechtsmedizinisch untersucht werden. Grob gesagt wird dabei überprüft, ob die Befunde am Leichnam und die Todesursache auf dem Leichenschauschein, dem »Totenschein«, zusammenpassen. Wenn auf dem Leichenschauschein »Herzinfarkt« steht, der Tote aber sechs Messerstiche in der Brust hat, wäre das ein offensichtlicher Widerspruch. Doch so eindeutig sind die Hinweise leider selten.

Vieles kann man im Rahmen einer äußeren Leichenschau nicht beurteilen. Wie auch? Ob das jetzt wirklich die vom Hausarzt festgestellte »Lungenembolie« war, die bei einer bettlägerigen 84-Jährigen zum Tod geführt hat – oder ob ein gieriger Erbschleicher doch mit einer Medikamentenüberdosierung nachgeholfen hat? Wer soll das von außen erkennen können?

Bei Krematoriums-Leichenschauen werden regelmäßig Ungereimtheiten entdeckt. Wenn das passiert, wird die Polizei gerufen, die Leiche beschlagnahmt und zur näheren Untersuchung in die Rechtsmedizin gebracht. Basierend auf diesen Befunden aus Krematoriums-Leichenschauen, haben Wissenschaftler bereits vor vielen Jahren Hochrechnungen erstellt; demnach gibt es vermutlich pro Jahr rund 1000 nicht entdeckte Tötungen in Deutschland. Das hat auch damit zu tun, dass in Deutschland zu wenig nachgeprüft wird. Nur zwei bis fünf Prozent aller Todesfälle werden rechtsmedizinisch obduziert. Und die Rechtsmedizin kommt ohnehin erst dann ins Spiel, wenn durch den leichenschauenden Arzt eine »nichtnatürliche« oder ›ungewisse« Todesart attestiert wird und Polizei und Staatsanwaltschaft benachrichtigt werden müssen. Dann wird gegebenenfalls (aber keinesfalls immer!) obduziert. Ein – auch nur scheinbar – natürlicher Tod hat keine polizeiliche Relevanz.

Wir versuchen, die Medizinstudierenden in den Leichenschaupraktika, die sie im Rahmen ihres Studiums absolvieren müssen, für dieses Thema zu sensibilisieren: nichts dokumentieren, was man nicht selbst festgestellt hat! Sich immer ein eigenes Bild machen! Die Studierenden sollen lernen, später als Ärztinnen und Ärzte eine Leichenschau durchzuführen, statt sich mit Grausen vom Leichnam abzuwenden. Und wenn eine Leichenschau zu keinem eindeutigen Ergebnis führt, darf und muss man konstatieren: »Ich weiß es nicht.« Dieser ehrliche Satz sollte Ärzten bei der Leichenschau viel öfter über die Lippen kommen. Doch stattdessen versteckt man sich bei unklaren oder auch gar keinen Befunden am Leichnam nicht selten hinter Diagnosen wie »Herzinfarkt« oder »Aortendissektion«, bloß um die eigene Unsicherheit nicht zugeben zu müssen. Es ist aber selbstverständlich vollkommen in Ordnung, wenn man durch eine schlechte diagnostische Methode (und das ist die äußere Leichenschau!) eben zu keinem konkreten Ergebnis kommt. Und was man nicht weiß, sollte man auch nicht bescheinigen – ganz einfach. Manchmal scheuen sich Ärzte auch, den ganzen Apparat – Polizei, Staatsanwaltschaft, Rechtsmedizin – ins Rollen zu bringen. Es könnte ja doch die Lungenembolie gewesen sein. Diese Zurückhaltung ist meines Erachtens absolut fehl am Platz. Jeder Rechtsmediziner kennt Fälle von gravierenden Fehlleistungen der ärztlichen Leichenschau. Da werden Messerstiche in den Nacken als Speiseröhrenkrampfaderblutung gedeutet oder todesursächliche Pflegefehler übersehen, entzündete und offene Druckliegeschwüre am Rücken etwa, weil der zur Bescheinigung des Todes herbeigerufene Arzt den Leichnam nicht umgedreht hat. Wenn solche offensichtlichen Befunde bei der Leichenschau durchrutschen und die Leiche kremiert, das heißt verbrannt wird, ist das wichtigste Beweisstück für immer verloren.

Im Fall des getöteten und halbierten Handwerkers Adam ging, dank der Müllabfuhr-Dienstpläne, nichts verloren. Trotzdem gestaltete sich die Beweissicherung äußerst schwierig. Als ich am Tatort ankam, hatte noch niemand in das merkwürdige Kleiderbündel hineingesehen, geschweige denn es angefasst. Von mir wollte die Polizei erst mal grundsätzlich wissen: »Kann es wirklich sein, dass da ein Mensch drin ist?« Ich zupfte vorsichtig an einer Ecke und sah ein grünfaules Ohr. »Ja, definitiv ein Teil eines Menschen.«

Dass der Oberkörper schon deutlich fäulnisveränderter war als der kurz darauf entdeckte untere Teil, lag am Temperaturgefälle zwischen beheizter Wohnung und Mülltonne. Während die Beine noch in recht gutem Zustand waren, lösten sich die Hautschichten des grün verfärbten Oberkörpers bereits fetzig ab, waren schmierig und nur noch schwer beurteilbar.

Bei einer fäulnisveränderten Leiche ist die Temperaturmethode zur Todeszeitbestimmung hinfällig. In der Rechtsmedizin sind fäulnisveränderte Leichen alltäglich, was daran liegt, dass vor allem in anonymen Hochhäusern in der Großstadt Menschen tage-, wochen-, monate- oder gar jahrelang tot in ihren Wohnungen liegen, ehe sie gefunden werden. Häufig werden sie aufgrund der Geruchsentwicklung entdeckt. Bei billiger Bausubstanz kann es auch zu Wasserschäden kommen: Es tropft dann bei den Nachbarn unten von der Decke. Die Körper zerfließen gelegentlich quasi in einer großen Lache, später können sie eintrocknen und mumifizieren. Außerdem bilden sich durch Fäulnisbakterien Gase, was Leichen oft dick und aufgebläht erscheinen lässt. Teilweise öffnen sich so die Münder, die Beine werden weit auseinandergespreizt. Das Blut löst sich in seine Bestandteile auf, und es entsteht rötliche Fäulnisflüssigkeit, die dem Leichnam dann aus Mund und Nase rinnt.

Gelegentlich wird fäulnisveränderten Leichen daher auf dem Totenschein ein Bluterbrechen oder eine Magen-Darm-Blutung angedichtet. Das stimmt häufig nicht. Auch der Vampir-Aberglaube basiert wohl teilweise auf mittelalterlichen Beobachtungen, die damalige Zeitgenossen an faulen Leichen machten: Diese wirkten merkwürdig dick und »wohlgenährt«, dazu floss ihnen »Blut« aus Mund und Nase – hatten sie sich etwa nachts an Lebenden vergriffen und diesen das Blut »ausgesaugt«?

Noch einmal zurück zum toten Handwerker aus Lichtenberg: Im Obduktionssaal setzten wir den Leichnam wieder zusammen, alles passte, nichts fehlte. Wegen der fortgeschrittenen Fäulnis des Oberkörpers konnten wir der Polizei nicht sonderlich viele Ergebnisse liefern – nur, dass unsere Befunde am Körper des Erschlagenen den Ermittlungsergebnissen nicht widersprachen. Das war besser als nichts.

Und wenigstens konnte dieser Mensch anschließend noch in Gänze und Würde beerdigt werden.

6 DER FUSS IM TUNNEL

Seit Jahren wird behauptet, Printmedien seien auf dem absteigenden Ast, gedruckte Bücher und Zeitungen wären kurz vor dem Aussterben. Falls es so kommen sollte – was ich nicht hoffe! –, dann liegt es nicht an mir. Ich bin ein begeisterter Papier-Leser. Auf meine gemütliche Zeitungslektüre am Wochenende bei Kaffee und Brötchen würde ich nur ungern verzichten. Dabei muss es nicht immer das Feuilleton sein, ich lese auch gerne die Geschichten auf den Seiten »Vermischtes«.

Einmal stieß ich im Tagesspiegel auf einen interessanten Artikel, nur wenige Zeilen lang. Am Tag zuvor war in einem U-Bahn-Tunnel ein mumifizierter menschlicher Fuß entdeckt worden. Ein Streckenläufer der Berliner Verkehrsbetriebe hatte den Körperteil bei einem nächtlichen Kontrollgang gefunden; es wird regelmäßig überprüft, ob Schienen und Weichen in den Tunneln unter Berlin noch voll funktionstüchtig sind. Niemand wisse, woher der

Fuß stamme und wie er überhaupt in den Tunnel gekommen sein könnte. Die Polizei ermittele. Diese Nachricht weckte sofort mein berufliches Interesse. Ein einzelner Fuß – und sonst keine Hinweise?

Ich musste sofort an die zahlreichen »Bahnleichen« (so nennen wir Suizidenten, die sich vor einen fahrenden Zug stellen, legen oder vor ihn springen) denken, die ich in den vergangenen Jahren obduziert hatte. Vielleicht passte der Fuß ja zu einer dieser Leichen? Jedenfalls könnte es nichts schaden, mal die eigenen Aufzeichnungen durchzusehen, fand ich. Ich begann also gleich mit den Nachforschungen. In einer Excel-Tabelle halte ich alle von mir obduzierten Fälle fest, auch die Besonderheiten sind vermerkt. Neben den ausführlichen Obduktionsberichten, die ich für die Justiz anfertige und die aus mehreren Seiten Text bestehen, hat sich das als halbwegs gute Strategie bewährt, um auch Jahre später schnell einen Überblick über alte Fälle zu bekommen. Noch idealer wäre eine digitale Datenbank, in die zum Beispiel alle in Berlin durchgeführten Sektionen eingepflegt würden, aber so weit sind wir technisch leider noch nicht. Immerhin arbeiten wir mittlerweile mit einem sehr guten Spracherkennungsprogramm, sodass ich meine täglichen Berichte nur noch ins Diktiergerät sprechen muss, den Rest erledigt die Software. Fast, jedenfalls.

Tatsächlich entdeckte ich schon nach wenigen Klicks durch mein eigenes Archiv einen mehrere

Jahre zurückliegenden Fall. Ein junger Mann hatte sich an einem Vormittag im Februar vor einen fahrenden Zug geworfen und kam dabei zu Tode. Der Zugführer bemerkte einen Aufprall, bremste ab und entdeckte den Leichnam. Damals hatte ich ins Protokoll geschrieben:

»Polytrauma bei Zustand nach U-Bahn-Überrollung mit groben Zerreißungen der inneren Organe sowie multiplen Frakturen an Rumpf, Skelett und Extremitäten, Amputationsverletzungen beider Füße sowie des linken Armes. Der rechte Fuß ist dem Leichnam separat beigegeben.«

Auffällig an diesem Toten damals war der fehlende linke Fuß. Im aktuellen Zeitungsartikel stand allerdings nicht, ob ein linker oder ein rechter Fuß gefunden worden war. So wählte ich die Nummer des Bürgertelefons der Berliner Polizei, erklärte dort mein Anliegen und bot meine Hilfe an. Dem Kollegen am Telefon war allerdings auch unbekannt, ob es sich bei der nächtlichen Entdeckung um einen linken oder rechten Fuß handelte.

Knochenfunde sind in einer Großstadt wie Berlin keine Seltenheit. Normalerweise wird die Rechtsmedizin nicht kontaktiert oder an den Fundort gerufen, sondern die Polizei bringt die Knochen in aller Regel zu uns ins Rechtsmedizinische Institut. Wir sind dann für die Beantwortung folgender Fragen zuständig: 1. Ist das überhaupt ein menschlicher Knochen? 2. Wie alt ist dieser Knochen? Aufs Jahr genau können wir das nicht feststellen, können aber eine ungefähre Einordnung treffen. Diese grobe Einordnung hilft den Beamten schon weiter. Denn alles, was älter ist als 50 Jahre, ist eher von historisch-archäologischem Interesse. Alles, was jünger ist, könnte gegebenenfalls von polizeilichem Interesse sein. Es wäre ja möglich, dass ein Verbrechen dahintersteckt. Natürlich basiert solch eine Einschätzung nicht nur auf unseren Befunden, sondern auch auf den jeweiligen Besonderheiten des Fundortes, die oft ebenfalls eine zeitliche Einordnung erlauben – beispielsweise, wenn Knochen unter vor langer Zeit verlegten Versorgungsleitungen liegen.

Historische Knochenfunde tauchen in Berlin insbesondere dann auf, wenn die Straßen wegen neuer Leitungen, Keller oder Tiefgaragen aufgegraben werden. Nicht selten sind es Überreste von Toten aus dem Zweiten Weltkrieg. Noch im April 1945, im Endkampf um Berlin, sind nach Schätzungen rund 200 000 Menschen – Soldaten wie Zivilisten – bei Straßenschlachten und Bombenangriffen sinnlos gestorben; dabei war der Krieg zu diesem Zeitpunkt für Nazideutschland längst verloren. Nicht alle diese Toten konnten in den Wirren der letzten Kriegstage beerdigt werden. Und so tauchen immer wieder Skelettreste oder sogar recht vollständige Skelette auf, vor allem im Sommer, wenn die Bautätigkeiten in der Hauptstadt ihren jährlichen Höhepunkt errei- chen. Manchmal liegen tatsächlich noch Stahlhelme und Armeestiefel dabei.

Doch es kommt auch vor, dass die Polizei Knochen zu uns ins Institut bringt, die gar nicht von Men- schen stammen. Manchmal bekommen wir Funde übergeben, die vor Jahren oder Jahrzehnten jemand im Garten vergraben hat – nach einer privaten und nicht genehmigten Tierschlachtung. Einmal wur- de ich nach Neukölln gerufen, da hatte die Polizei mehrere verdächtige Plastiktüten mit Fleisch- und Knochenresten in einem Park gefunden, alles schon sehr faulig. Ein zerstückelter Leichnam? Wir be- fürchteten zunächst das Schlimmste, konnten aber nach einem prüfenden Blick schnell Entwarnung ge- ben. Alle Knochen stammten von Schweinehälften, das Ganze war offenbar von einem großen Grillfest übrig geblieben.

Teilweise gibt es auch sehr skurrile Funde: Ein gan- zer Berg menschlicher Knochen, gefunden von Spa- ziergängern in einem Wald am Stadtrand, entpuppte sich bei näherer Untersuchung als eine alte Patholo- gie-Sammlung aus dem späten 19. Jahrhundert eines Mediziners. Alle Knochen der Sammlung waren bereits vor vielen Jahrzehnten von einem Profi ob- duziert worden, das konnten wir an den klassischen Sägeschnittkanten der Schädel erkennen. Teilweise waren sogar Scharniere an den Schädeln vorhanden, das heißt, die Knochen dienten offenbar zu Lehr- und Anschauungszwecken. Wir vermuteten, dass da ein Enkel keine Lust mehr auf Opas gruseliges Erbe hatte und deshalb kurzerhand die Skelette in der freien Natur entsorgte.

Bei dem Fuß aus dem U-Bahn-Tunnel stellte sich die Frage: Passte der Fund zu dem alten Fall? Auf den ersten Blick war das nicht zu erkennen, denn das Beweisstück, das uns die Polizei mittlerweile gebracht hatte, war komplett mumifiziert, also eingetrocknet, schwarzbraun verfärbt und morsch. Wir nahmen eine DNA-Probe und schickten sie ins Labor. Auch von all unseren obduzierten Leichen nehmen wir routinemäßig kleine DNA-Proben, einen Tupfen Herzblut oder ein Stück Gewebe, und asservieren sie, das heißt: bewahren sie so lange auf, bis das staatsanwaltschaftliche Ermittlungsverfahren eingestellt ist. Manchmal können damit Fälle noch nach Jahrzehnten gelöst werden.

Der junge Mann, der damals auf meinem Tisch gelegen hatte, verschwand eines Tages aus dem Krankenhaus und stellte sich wenige Stunden später in einem dunklen U-Bahn-Tunnel vor einen fahrenden Zug, der mit rund 50 km/h in einen Bahnhof einfuhr. Seinen fehlenden Fuß hatte man damals noch mit einer Hundertschaft und Spürhunden der Polizei entlang der Gleise im Tunnel gesucht. Trotz sehr sorgsamen Absuchens der Gleise bis zur nächsten Haltestelle fand man nichts, und so wurde das Gleisbett mit Wasser gespült und die Strecke wieder freigegeben. Der linke Fuß blieb verschwunden.

Ich habe lange überlegt, ob ich dieses Kapitel über Suizide schreiben soll. Medial wird um das Thema aus gutem Grund ein großer Bogen gemacht, denn man möchte durch die Schilderung von Details keine Nachahmer ermutigen. Suizidgefährdete Menschen sollen keine zusätzlichen »Anregungen« erhalten. Dieses Argument ist durchaus schlüssig, dieser sogenannte »Werther-Effekt« auch wissenschaftlich erforscht; dennoch kann und will ich diese Todesfälle und -arten nicht verschweigen. Sie nehmen nämlich in unserem beruflichen Alltag viel Raum ein. Trotzdem hoffe ich, dass jeder, der diese Zeilen liest, während er oder sie möglicherweise selbst mit einer Depression oder suizidalen Gedanken kämpft, sich Hilfe bei Therapeuten oder in einer Klinik sucht.

Zu den traurigen Fakten: Welche ist die weltweit größte Gruppe, die durch Gewalt zu Tode kommt? Nein, es sind nicht die Kriegsopfer. Nein, es sind nicht die Verkehrstoten. Und nein, es sind auch nicht die Erschlagenen oder Ermordeten. Es sind Suizidenten. Allein in Deutschland ereignen sich jährlich etwa 100 000 Suizidversuche; knapp 10 000 Menschen sterben pro Jahr durch eigene Hand. Das macht im

Durchschnitt einen Toten pro Stunde. Männer nehmen sich deutlich häufiger das Leben, rund drei Viertel der Suizide entfallen auf sie.

Immerhin: Die Suizidrate geht seit Jahrzehnten kontinuierlich zurück. Seit den frühen 1980er-Jahren hat sich die Anzahl nahezu halbiert. Bessere gesundheitliche Versorgung, mehr Therapieangebote und auch eine wachsende Sensibilität in der Bevölkerung für psychische Erkrankungen spielen dabei eine wichtige Rolle. Trotzdem kann offenbar immer noch viel zu vielen Menschen nicht rechtzeitig geholfen werden.

Die häufigste Methode, die Suizidenten (das juristisch völlig irreführende Wort »Selbstmörder« würde einem Rechtsmediziner nie über die Lippen kommen) hierzulande wählen, ist das Erhängen – denn das Hirn verzeiht Sauerstoffmangel nur sehr kurz. Ich habe es bereits in einem vorangegangenen Kapitel erklärt: Die Gefäße, die das sauerstoffarme Blut zum Herzen transportieren, sitzen relativ weit außen am Hals, während die Arterien, die sauerstoffreiches Blut in den Kopf bringen, weiter innen zu finden sind. Wird nun der Hals – etwa durch ein durch das Körpergewicht zugezogenes Seil oder ein anderes »Strangwerkzeug«, wie der Rechtsmediziner es nennt – von außen nach innen komprimiert und der Blutabfluss unterbrochen, ist der Kopf-Hals-Bereich und vor allem das Hirn schnell mit sauerstoffarmem Blut angefüllt. Eine »isolierte zerebrale Hypoxie« nennt man das. Normalerweise folgt auf die Bewusstlosigkeit, die nach zehn bis zwanzig Sekunden einsetzt, nach drei bis fünf Minuten der Hirntod. Teilweise schlägt das Herz noch bis zu einer halben Stunde weiter, bis der Herz-Kreislauf-Stillstand eintritt. Dabei kommt es gelegentlich noch zu Sauerstoffmangel-bedingten Krampfanfällen. Davon spüren die Betroffenen jedoch nichts mehr, denn sie sind bereits hirntot.

Ganz anders stellt sich die körperliche Reaktion beim Erdrosseln oder vor allem Erwürgen durch einen Täter dar. Die Kräfte, die da von außen auf den Hals wirken, sind geringer. Das heißt auch: Keineswegs wird das Opfer schnell bewusstlos, sondern kämpft minutenlang verzweifelt um sein Leben.

Fast 50 Prozent der männlichen Suizidenten sterben jedenfalls laut Statistischem Bundesamt durch »Erhängen, Strangulieren oder Ersticken«, bei den Frauen sind es mehr als ein Drittel.

Dass man beim Erhängen stets einen Genickbruch erleide und dieser dann die eigentliche Todesursache wäre, ist übrigens ein Irrglaube. Es gibt zwar die sogenannte »Hangman's Fracture« der oberen Halswirbelsäule, aber die sehen wir bei Obduktionen oder im postmortalen CT sehr selten – meist nur, wenn eine große Fallhöhe (etwa von einer Brücke) mit einem dünnen Strangwerkzeug kombiniert wird und somit enorme Kräfte ruckartig auf die Halswirbelsäule wirken.

Als ich noch im Rettungsdienst arbeitete, habe ich manchmal Erhängte gesehen und sie zusammen mit meinen Kollegen auch bergen müssen. Das Bild eines Menschen, der mit einem Strick um den Hals etwa an einem Dachbalken hängt, strahlt eine Brutalität und Gewalt aus, die man kaum in Worte fassen kann. Einmal wurden wir abends in einen Wald gerufen, ein junger Mann hatte beim Joggen einen Toten an einem Baum hängen sehen. Er rannte zur nächsten Bushaltestelle, rief von dort die Polizei. Als wir ankamen, wusste er zunächst gar nicht mehr genau, wo er den Leichnam gesichtet hatte. »Irgendwo da hinten!« Gemeinsam mit den beiden Polizisten machten wir uns also auf die Suche, fuhren mit unserem Rettungswagen langsam über einen dunklen Waldweg dem Streifenwagen hinterher. Es war eine Nacht im März, sehr kalt, der Mond schien über uns, auf den kahlen Bäumen hockten schwarze Krähen. Der Zeuge war so verstört, dass er, als wir uns dem späteren Fundort näherten, sich weigerte, noch einmal aus dem Polizeiauto auszusteigen. Er zeigte uns nur die grobe Richtung: »Da entlang ...« Wir machten uns mit Taschenlampen im Unterholz auf die Suche. Ich fand ihn schließlich – weil ich fast in seine Beine hineinlief.

Etwa drei Monate hatte dieser Mann schon am

Ast eines Baumes gehangen, war fäulnisverändert, mumifiziert, zerfressen von Vögeln und Maden. Von seinem Gesicht war nicht mehr viel übrig, aber um seinen Hals konnte man noch deutlich ein gelbes Nylonseil erkennen. Diesen Anblick werde ich mein Leben lang nicht vergessen. Schließlich kamen noch Kollegen von der Feuerwehr, und wir schnitten den Suizidenten vom Baum. Auf einer Trage ging es dann mit dem Leichensack über Stock und Stein zurück zum RTW und weiter in die Rechtsmedizin. Alle am Einsatz Beteiligten waren Männer, und allen war der Anblick des im Mondschein baumelnden, stark verwesten Toten spürbar unter die Haut gegangen. Zugeben konnte das niemand; stattdessen überspielten wir unser Entsetzen mit lockeren Sprüchen und schwarzem Humor.

Für mich ist das einer der schlimmsten Aspekte des Suizids: Oft werden Angehörige oder gänzlich Fremde völlig überraschend mit einer extrem belastenden Auffindesituation konfrontiert. Zur Trauer kommt der Schock über die Art des Sterbens. Viele erholen sich nur schwer von einer solchen Erfahrung. Beispielsweise, wenn sie mit ansehen müssen, wie sich ein Mensch vor ihren Augen von einem Hochhaus stürzt. Oder wenn sie eine Suizidentin mit aufgeschnittenen Pulsadern in einer blutverschmierten Badewanne finden. Eine Berufsgruppe ist dabei besonders häufig betroffen: Im Schnitt werfen sich deutschlandweit schätzungsweise zwei bis drei Menschen pro Tag vor Züge. Macht täglich zwei bis drei Zugführerinnen oder Zugführer, die traumatisiert werden. Nicht wenige von ihnen sind anschließend arbeitsunfähig.

Es gibt auch besonders »spektakuläre« oder bizarr anmutende Methoden der Selbsttötung: Ich habe schon Suizidenten obduziert, die sich mehrfach zu erschießen versuchten, um dann noch mit dem Messer nachzuhelfen. Oft erleben wir auch berufsbezogene Suizide: den Schlachter, der ein Bolzenschussgerät benutzt, den Polizisten, der zur Dienstwaffe greift, den Anästhesisten, der sich selbst eine tödliche Injektion verabreicht. Einmal wurde ich an einen Fundort gerufen, da war ein Lebensmüder sterbend aus seinem Bett gerutscht und zwischen Bett und Nachttisch über Tage im Kopfstand stehen geblieben. Was leider auch gelegentlich passiert: dass unentdeckte Suizidenten in ihrer Wohnung nach ihrem Tod von den eigenen Haustieren angefressen wurden.

Kurzum: Es gibt nichts, was es nicht gibt. Wir haben auch schon Suizidenten obduziert, die bis zu fünf Suizidmethoden kombinierten, die sich zugleich erhängten, erstachen, anzündeten, vergifteten. Und dann noch ins Wasser sprangen. Eine rechtsmedizinische Faustregel lautet: Je abstruser die Auffindesituation, desto höher die Wahrscheinlichkeit, dass es ein Suizid war.

Ich maße mir nicht an, über solche Selbsttötungen und die damit zusammenhängenden Krankheitsbilder zu urteilen. Mir persönlich sind suizidale Gedanken völlig fremd, dafür bin ich sehr dankbar. Was mich rührt, sind Abschiedsbriefe. Bei einem knapp 70-jährigen Mann, der sich auf einem Dachboden erhängte, entdeckte man einen langen handschriftlichen Brief in seinem Jackett: Er habe ein Pankreaskarzinom und wolle nun lieber freiwillig aus dem Leben gehen, als an dieser schlimmen Krankheit langsam und qualvoll zu sterben. Der Brief war trotz des düsteren Anlasses fast heiter, er bedankte sich bei vielen und bedachte vor allem seinen Bruder mit warmen Worten. Selbst die pflegebedürftige Verwandtschaft vergaß er nicht: Jemand solle sich doch bitte weiterhin um die gebrechliche Großtante im Altenheim kümmern. Sie möge bei seiner Beerdigung wohl am besten links außen sitzen, da sie nur noch rechts gut hören könne. Bei der Obduktion stellte sich heraus: Der Mann war kerngesund. Hinweise auf ein Pankreaskarzinom fanden sich nicht. Wie er zu dieser Diagnose kam, wurde nie aufgeklärt. Vielleicht hatte er, aufgrund diffuser Oberbauchbeschwerden, selbst ein bisschen gegoogelt und sich dann in den Gedanken hineingesteigert, er habe Krebs. Niemand hat das je erfahren.

Ähnliche Briefe fanden wir auch während des ersten Corona-Lockdowns im Frühling 2020 bei einigen

Suizidenten: Sie waren überzeugt, dass sie mit dem neuartigen Virus infiziert waren oder sich in jedem Fall damit infizieren und sicher daran versterben würden. Aus Angst vor dem Corona-Tod wählten sie den Freitod – eine tragische Logik. Keiner dieser Suizidenten hatte sich jedoch mit dem SARS-CoV-2-Virus infiziert. Einige der Fälle haben Professor Tsokos und ich im Frühsommer 2020 im Rahmen eines wissenschaftlichen Aufsatzes veröffentlicht[4] – auch, um zu zeigen, welche gefährlichen Auswirkungen soziale Isolation, permanente mediale Warnungen und der Lockdown auf psychisch labile Menschen haben können.

Menschen, die überzeugt sind, dass nur noch der Tod ihrem Leid ein Ende setzen kann, stammen meiner Erfahrung nach nicht aus einer bestimmten Schicht. Sie sind alt oder jung, männlich oder weiblich, reich oder arm. Welche Folgen ihre Entscheidung für ihre Familien haben, die jahrelangen Schuldgefühle, die bohrenden Fragen: »Warum? Was hätten wir tun können? Wie hätten wir es verhindern können?« – all das hört und sieht ein Suizident nicht mehr. Dass ein suizidgefährdeter Mensch in Gedanken nur um sich und die eigene Todessehnsucht kreist, kann man ihm allerdings nicht einmal vorwerfen – es ist ein Teil der Erkrankung.

Rechtsmedizin ist immer auch ein Spiegel der Gesellschaft: Trotz geringer Obduktionszahlen sehen wir auf unseren Tischen sehr genau, wie es der Bevölkerung geht. Woran Menschen sterben, in welchem gesundheitlichen Zustand ihre Körper sind, welchen psychischen Belastungen sie ausgesetzt waren. Mein jüngster Suizident war gerade einmal 12 Jahre alt, er befürchtete eine schlechte Schulnote. Mein ältester Suizident war 101, er war gerade Witwer geworden, und nun verlor er auch noch sein Augenlicht, konnte deshalb im Fernsehen keinen Fußball mehr schauen. Unter diesen Umständen lohne es sich nicht mehr weiterzuleben, befand er. Während der Finanzkrise habe ich einen jungen Banker obduziert, der arbeitslos geworden war. Er hatte eine Frau, ein Kind und ein Haus, dessen Kreditrate er nicht mehr zahlen konnte. Eines Morgens checkte er in Berlin-Wilmersdorf in einem edlen Hotel ein und bat um ein Zimmer im obersten Stock. »Wollen Sie morgen frühstücken?«, fragte die Rezeptionistin. »Nein, danke.« Kurze Zeit später sprang er aus dem Fenster.

Der Fuß aus dem U-Bahn-Tunnel passte übrigens – das bewies die DNA-Analyse – tatsächlich zu dem jungen Mann, der sich viele Jahre zuvor für den brutalen Freitod durch eine Zugüberrollung entschieden hatte. Allerdings lagen der Fundort des Fußes und Ort der Selbsttötung zwei U-Bahn-Haltestellen auseinander. Offenbar hatte sich der abgerissene Fuß im Fahrwerk der U-Bahn verfangen und war zwei Haltestellen weit mitgeschleift worden, ehe er herunterfiel. Die Polizeibeamten hatten damals nur die Strecke bis zur nächsten, nicht bis zur übernächsten Haltestelle abgesucht. So blieb der Fuß jahrelang unbemerkt im Tunnel liegen. Bis sich ein aufmerksamer Streckenläufer nach dem merkwürdigen Ding bückte – und sicher furchtbar erschrak.

7 IM TREPPENHAUS

Eine meiner härtesten Nächte als Rechtsmediziner in Berlin erlebte ich im Oktober vor einigen Jahren. Der Abend ging schon ziemlich blutig los: In Wittenau, im Norden der Stadt, hatten sich an einem Samstagabend drei junge Männer – nennen wir sie Dennis, Andy und Patrick – eine blutige Messerstecherei in einer Wohnung geliefert. Zwei waren schwer verletzt, der Dritte, der 26-jährige Patrick, lag jetzt vor dem Haus im Gebüsch und war tot.

Der Fall muss den Polizeibeamten vorgekommen sein wie ein Déjà-vu: Denn genau eine Woche zuvor war in derselben Straße vor demselben Haus der 34-jährige Dennis schon einmal mit einem Messer angegriffen worden. Ein Mann, verkleidet mit einer Gummi-Schweinemaske, hatte ihn auf der Straße angesprungen und ihm völlig unvermittelt ein Ohr abgeschnitten. Selbst für das raue Berlin eine surreale Szene. Das Ohr konnte später im Krankenhaus wieder angenäht werden; der verletzte Dennis behauptete, den Täter nicht gekannt, geschweige denn erkannt zu haben. Die Polizei suchte in den Tagen danach fieberhaft nach dem flüchtigen Fremden; auch die Boulevardpresse rätselte, was es mit dem brutalen »Schweinemasken-Mann« auf sich habe, der in einem ruhigen Wohngebiet einfach aus dem Gebüsch sprang. Ging von ihm eine Gefahr für die Bevölkerung aus?

Nun also: nächster Samstag, 23:30 Uhr, nächste Messerattacke, gleiche Adresse. Diesmal war allerdings keine Schweinemaske im Spiel. Stattdessen hatte es wohl eine Art Rachefeldzug gegeben: Dennis, der Mann mit dem wieder angenähten Ohr, und sein Freund Andy hatten sich offenbar mit Patrick gestritten, weil dieser hinter dem Schweinemasken-Angriff steckte. Dann wurden die Messer gezückt.

Als Polizei und Rettungskräfte am Tatort ankamen, lag der erstochene Tote im Vorgartengebüsch vor dem Mietshaus, in das er sich offenbar sterbend verkrochen hatte. Die Rettungskräfte, die sofort ins Haus eilten, bemerkten ihn zunächst gar nicht. Ungewöhnlich ist eine solche Auffindesituation nicht; ich habe häufiger erlebt, dass Sterbende sich an einen geschützten Ort zurückziehen, wenn sie merken, dass es zu Ende geht. So werden beispielsweise Brandtote manchmal in Schränken oder unter Betten liegend von der Feuerwehr gefunden. Da verhalten sich Menschen nicht anders als Tiere. Manche

krabbeln in Mülltonnen, verstecken sich in Einbau-
schränken, robben unters Sofa. Wir nennen das das
»hide and die«-Syndrom. Einmal fand man einen Suizidenten sogar in einem Fuchsbau. Vor vielen Jahren
brachte die Polizei einen ganzen Altpapiercontainer
ins Institut: Ein älterer Mann war dort hineingeklet-
tert, hatte sich mit Benzin übergossen und angezündet. Im Tod verschmolz sein Körper mit dem Inhalt
des Containers und der Tonne selbst. Die Obduktion
gestaltete sich ziemlich schwierig.

Bei dem Fall in Wittenau war nicht direkt zu erkennen, ob der junge Mann sich im Gebüsch zusam-
mengekauert hatte, weil er den nahenden Tod spürte
oder weil er sich vor den beiden anderen verstecken
wollte (die allerdings von der Polizei in der Wohnung
im 5. Stock angetroffen wurden und offenbar nicht
versucht hatten, ihn zu verfolgen). Jedenfalls hatten
Anwohner mitbekommen, dass es im Haus einen Tu-
mult und mehrere Verletzte gab, und die Feuerwehr
verständigt. Die Einsatzkräfte rannten natürlich
zuerst in die Wohnung, wo zwei blutüberströmte
Männer lagen. Als sie Patrick wenig später vor dem
Haus im Gebüsch entdeckten, wurde er zwar noch
reanimiert, doch jede Hilfe kam zu spät.

Als ich mir kurz darauf den Leichnam im Rettungswagen näher ansah, stellte ich einige tiefe
Stichverletzungen und einige Abwehrverletzungen
fest. Es war mittlerweile nach 1 Uhr nachts, die Mord-

kommission war bereits vor Ort und übernahm den Fall. Kategorisiert wurde er als sogenannte »Bekanntsache«, das heißt, die zwei Verdächtigen standen fest, gegen »unbekannt« wurde nicht ermittelt. Daher besprachen wir gemeinsam mit dem diensthabenden Staatsanwalt: Diese Obduktion machen wir am Sonntag um 9 Uhr morgens, das reicht. Mit Blick auf die Uhr hoffte ich noch auf ein paar Stunden Schlaf. Doch wie sich herausstellte, war dies nur der Prolog zu einer noch viel ereignisreicheren Nacht.

Als ich mich gerade von den Kollegen der Mordkommission verabschieden wollte, teilten mir die Beamten mit, dass sich just in diesem Moment noch ein Tötungsdelikt ereignet habe. Am anderen Ende der Stadt, im beschaulichen Marienfelde. Die Infos waren spärlich: Ein Mann hat eine Frau angezündet, das ganze Haus brennt. Auch für eine Millionenstadt wie Berlin sind zwei Kapitalverbrechen innerhalb weniger Stunden sehr ungewöhnlich. In den letzten Jahren kam die Hauptstadt laut Polizeilicher Kriminalstatistik auf jährlich 90 bis 120 Fälle von versuchtem und vollendetem Mord und Totschlag; 30 bis 40 Menschen starben im Schnitt pro Jahr bei diesen Angriffen. Und nun gleich zwei Delikte in einer Nacht.

Die Ermittler waren in Wittenau allerdings noch lange nicht fertig mit der Spurensicherung und der Beweisaufnahme nach der Messerstecherei, immerhin galt es, eine komplett blutverschmierte Wohnung und ein Gebüsch, in dem ein Mensch unter noch nicht näher geklärten Umständen gestorben war, zu sichern und zu dokumentieren. Die Beamten konnten nicht einfach an einem Tatort alles stehen und liegen lassen, um zum nächsten zu fahren. Was tun? Plötzlich fiel der Blick auf mich: »Claas, fahr du doch schon mal hin, wir kommen dann nach.« Wow, was für ein Vertrauensbeweis, was für ein Ritterschlag! Ich bin ja ausdrücklich kein Polizist oder gar Mordermittler, ich bin Rechtsmediziner. Trotzdem traute mir die Einsatzleitung der Mordkommission – sozusagen die Speerspitze der Berliner Polizei – zu, dass ich mir den zweiten Tatort schon mal anschauen sollte, um zu sehen, was sich dort abgespielt hatte. Ich schnappte mir die Autoschlüssel und stieg – müde, aber auch ein wenig aufgeregt – in meinen Roten Baron. Was würde mich in Marienfelde erwarten? An Schlaf war in dieser Nacht jedenfalls nicht mehr zu denken.

Wie die meisten Beziehungstaten hat auch diese eine lange und unheilvolle Vorgeschichte: In der Nacht, als Carlos seine Freundin Melanie tötet, sind die beiden schon fast ein Jahrzehnt lang zusammen. Ein ungleiches Paar: Die Physiotherapeutin mit einem Hang zu Esoterik und Spiritualität gilt als offen, freundlich, lebensfroh und zugewandt. Der Spanier mexikanischer Herkunft, ein großer, bulliger Mann, muskelbepackt, mit aufgeschwemmtem Gesicht, tritt dagegen oft eifersüchtig, unsicher, dominant und fordernd auf. Sein Selbstbewusstsein ist fragil, auch mit der Jobsuche tut er sich schwer. Die Therapeutin und der Musiker haben schon einige Krisen hinter sich, zuletzt haben sie sich vor einigen Monaten getrennt – aber nach vielen Gesprächen und Bemühungen seinerseits wieder zusammengefunden. Die Liebe der 52-Jährigen geht so weit, dass sie ihren Freund nicht nur jahrelang während seiner Arbeitslosigkeit finanziert, sondern ihm auch alle ihre Passwörter gegeben hat. Er sieht, wem sie E-Mails schreibt, mit wem sie skypt, wer ihr SMS schickt. Die Überwachung ihrer Kommunikation ist für den eifersüchtigen Mann eine Selbstverständlichkeit, so gehöre sich das doch in einer guten Beziehung, findet er. Wer ihm nicht passt, wird auf den digitalen Kanälen seiner Lebensgefährtin einfach blockiert. Einige Freunde können Melanie daraufhin keine Nachrichten mehr zukommen lassen.

Lange hat die Physiotherapeutin sich das alles gefallen lassen, obwohl sie längst nicht mehr glücklich wirkte. Doch einige Monate vor der verhängnisvollen Nacht hat Melanie gewagt, neue Regeln in der Beziehung aufzustellen. Sie trifft sich jetzt wieder häufiger mit ihrem Ex-Freund, zu dem sie ein enges freundschaftliches Verhältnis hat. Außerdem besteht sie darauf, ihre Passwörter zu verändern, um wieder ungestört mit Dritten kommunizieren zu können. Carlos, der vor einem Jahr in Stuttgart endlich einen Halbtagsjob als Musiklehrer gefunden hat und sich nur noch an den Wochenenden in der Berliner Wohnung seiner Freundin aufhält, empfindet das als riesigen Affront. Vor allem der Kontakt zum Ex-Freund macht ihn rasend. Immer wieder haben die beiden deshalb Streit. Zu gewalttätigen Auseinandersetzungen ist es aber bisher nicht gekommen.

Am ersten Oktoberwochenende besucht das Paar zusammen ein Seminar, Thema: das eigene Leben sortiert kriegen und sich zugleich auf Neues einlassen. Melanie ist begeistert, Carlos überhaupt nicht. Der Samstagabend nach dem Seminar endet wie so oft mit Diskussionen: Trennen? Zusammenbleiben? Wenn ja, unter welchen Bedingungen? Irgendwann zieht Carlos sich beleidigt ins Wohnzimmer zurück, setzt sich stumm vor den Fernseher. Melanie geht ins Schlafzimmer, meditiert, legt sich ins Bett.

In dem gepflegten Mehrfamilienhaus, in dem die Nachbarn sich alle seit Jahren kennen, sind fast alle Lichter hinter den Fenstern bereits ausgegangen, als Carlos gegen 1:30 Uhr seinen Plan fasst. Er habe seine Freundin nicht töten, sondern nur »hässlich machen wollen«, gibt er später an, sie sollte für andere Männer unattraktiv werden und dadurch für immer bei ihm bleiben. Ob das eine nachträgliche

Schutzbehauptung ist, sei dahingestellt. Jedenfalls holt er aus einem Versteck im Bad einen Kanister mit Brennspiritus, füllt die Flüssigkeit in eine Vase, tritt ans Bett der Schlafenden, übergießt ihre Haare, ihren Kopf und Oberkörper mit dem Spiritus und zündet die schlafende Melanie an. Als sie erwacht, Schmerzensschreie ausstößt, ihn um Hilfe anfleht, rennt er aus der Wohnung. Die hölzernen Treppen vom dritten Stock hinunter bis zur Straße. Von hier flüchtet er zu Fuß weiter. Melanie, deren Oberkörper und Kopf mittlerweile komplett in Flammen stehen, versucht, ihm nachzugehen, und taumelt schreiend ins Treppenhaus. Ihr Nachbar, von dem Lärm aufgewacht, öffnet die Tür: Was ist denn da los mitten in der Nacht? Er sieht die 52-Jährige, »wie eine Fackel«, umgeben von rund zwei Meter hohen Flammen, brüllend, wankend, lichterloh brennend. Erst auf dem letzten Treppenabsatz zwischen dem ersten Stock und dem Erdgeschoss bleibt sie schließlich kurz stehen – und fällt nach vorn. Die letzten Treppenstufen rollt sie nur noch hinunter. Der völlig schockierte Nachbar rennt zurück in seine Wohnung, greift eine Decke, stürzt durchs Treppenhaus und wirft sich auf den Körper der Therapeutin. Er schafft es tatsächlich, die Flammen zu ersticken, dabei zieht er sich selbst Verbrennungen zu – doch Melanie kann er nicht mehr helfen. Eine ältere Nachbarin erlebt, wie die brennende Melanie vor ihren

Augen verstirbt, als sie – ebenfalls durch den Lärm geweckt – die Tür ihrer Wohnung genau in dem Moment öffnet, als die Therapeutin auf dem Treppenabsatz zusammenbricht. Die Nachbarin erleidet vor Schreck einen Schlaganfall.

Und auch das Leben der anderen Nachbarn ist mittlerweile in großer Gefahr. Im Schlafzimmer der Therapeutin hat binnen Sekunden das Feuer um sich gegriffen; Bett, Schrank, Tür und Fensterrahmen stehen in Flammen. Im Hausflur breiten sich giftige Rauchgase aus. Ein vollkommen unbeteiligter Hausbewohner muss kurze Zeit später von der Feuerwehr per Drehleiter aus Lebensgefahr gerettet werden: Er steht am Fenster seiner Wohnung im 3. Stock und will in Panik herausspringen. Später vor Gericht wird das dem Täter ebenfalls zur Last gelegt: Er habe nicht nur heimtückisch, grausam, aus niedrigen Beweggründen und mit gemeingefährlichen Mitteln seine Freundin getötet, sondern auch leichtfertig das Leben der Nachbarn aufs Spiel gesetzt. In Melanies Küche befindet sich zudem noch eine 10-Liter-Gasflasche, die bei einer weiteren Ausbreitung des Brandes sicher explodiert wäre.

Als ich gegen drei Uhr am Sonntagmorgen am Einsatzort ankomme, platze ich mitten in den Großeinsatz der Feuerwehr hinein, die mit etlichen schweren Fahrzeugen vor Ort ist. Rund eine Stunde dauern die Lösch- und Rettungsarbeiten. Erst dann kann ich in den schaumüberschwemmten Hausflur treten und mir die Tote genauer ansehen. Im Fundortbericht liest sich das später wie folgt:

»Der Leichnam verströmt intensiven Brandgeruch und weist insbesondere im Oberkörperbereich, am Hals, am Kopf und an den Armen ausgedehnte Verbrennungen und Verkohlungen auf, die Oberhaut löst sich hier größtenteils großflächig-fetzig ab, die unteren Hautschichten sind bräunlich-lederartig eingetrocknet und hitzefixiert. Auf dem gesamten Leichnam reichlich weißlich-pulverige Löschmittelrückstände. Der Leichnam ist bekleidet mit Resten von insbesondere im Oberkörperbereich verbrannter, dort auch wie geschmolzen wirkender Oberbekleidung (hellblauer Fleecepulli, im vorderen Brust- und Rippenbogenbereich noch erhalten), darunter ein ursprünglich weißes, jetzt schwärzlich verkohltes Unterhemd.«

Dass ein Mensch bei lebendigem Leibe verbrannt ist, sehen wir in der Rechtsmedizin sehr selten. Bei Haus- und Wohnungsbränden sterben die Menschen in der Regel an einer Rauchgasvergiftung – erst anschließend verbrennen beziehungsweise verkohlen die Leichen im Feuer. Vor allem nachts sind Brände, die sich zunächst unbemerkt ausbreiten, extrem gefährlich: Die Schlafenden atmen giftige Rauchgase, vor allem aber das Kohlenmonoxid (abgekürzt: CO) ein, werden bewusstlos und können sich nicht rechtzeitig in Sicherheit bringen. Das Gefährliche am Kohlenmonoxid: Es bindet sich an das Hämoglobin, mit dem im Blut der Sauerstoff transportiert wird – und zwar zwei- bis dreihundert Mal fester als Sauerstoff. Ist das Hämoglobin einmal mit Kohlenmonoxid »besetzt«, erstickt der Mensch sehr schnell, dazu braucht es nur wenige Atemzüge. Ab einem CO-Sättigungsgrad des Hämoglobins von 50 Prozent gibt es eigentlich keine Überlebenschance mehr – unabhängig von Lebensalter und Vorerkrankungen. Vor Kohlenmonoxid kann man nicht oft genug warnen, weil es ein so tückisches Giftgas ist – und immer noch viel zu viele Menschen in geschlossenen Räumen an Kohlenmonoxid-Vergiftungen sterben. Nicht immer ist ein Brand die Ursache, auch eine defekte Gastherme oder ein kleiner Balkon-Grill mit schwelenden Kohlebriketts, der zum Auskühlen in die Küche getragen wird, kann schnell lebensgefährlich werden. Kohlenmonoxid sieht man nicht, riecht man nicht, schmeckt man nicht.

Die Symptome der schleichenden Vergiftung (wenn sich Kohlenmonoxid über einen längeren Zeitraum in einem Gebäude ausbreitet) ähneln einer Grippe: Man verspürt Übelkeit, fühlt sich schlapp, bekommt Kopfschmerzen. Oft wird die Ursache dieser Beschwerden von den Betroffenen nicht erkannt oder falsch gedeutet. Teilweise finden sich später bei den Toten noch Kopfschmerztabletten, oder sie haben sich eine Hühnersuppe gekocht und sich ins

Bett gelegt. Dabei hätten nur die Fenster weit aufgerissen werden müssen, schon wäre ihr Leben fürs Erste gerettet gewesen.

Als ich noch im Rettungsdienst tätig war, kursierten immer wieder Geschichten von dramatischen Kohlenmonoxid-Unfällen, bei denen auch die Rettungskräfte am Einsatzort in Unkenntnis der Situation vergiftet wurden. 2014 sorgte dann ein Fall in zwei benachbarten Mehrfamilienhäusern im Süden Hamburgs für mediales Aufsehen: Drei Tote und dreizehn Verletzte wegen einer defekten Heizungsanlage! Im Nachhinein ermittelte die Polizei, dass es in den vorangegangenen Stunden drei medizinische Notrufe aus diesen zwei Häusern gegeben hatte. Ein Anrufer klagte über Schwindelgefühle, ein anderer hatte sich bei einem Sturz eine Platzwunde am Kopf zugezogen, ein Dritter kämpfte mit Kreislaufproblemen. Die Anrufe wurden wahrscheinlich von verschiedenen Disponenten in der Feuerwehrleitstelle entgegengenommen, daher stellte niemand eine Verbindung zwischen ihnen her. Entdeckt wurde das ausströmende Gas eher zufällig: Als am Morgen einer der Hausbewohner nicht zur Arbeit erschien, verständigten dessen Kollegen die Feuerwehr. Man fand den Mann tot im Flur der Wohnung. Auch sein Mitbewohner wurde tot im Bett entdeckt. Wenn mehr als eine offensichtlich unverletzte Leiche in geschlossenen Räumen aufgefunden wird, ist der Kohlenmonoxid-Tod stets das Erste, was ausgeschlossen werden muss. So war es auch hier: Dank eines Schornsteinfegers, der zufällig während des Rettungseinsatzes vor Ort war, konnte der massiv erhöhte Kohlenmonoxid-Wert sofort festgestellt werden. Da waren allerdings bereits drei Bewohner tot (auch ein Nachbar lag leblos in seiner Wohnung), und andere hatten starke Vergiftungen erlitten.

In fast jeder Großstadt Deutschlands tragen Feuerwehr und Rettungsdienst daher seit einigen Jahren bei ihren Einsätzen ein Kohlenmonoxid-Warngerät am Gürtel oder am Rettungsrucksack. Sobald ein gewisser Wert in der Luft überschritten ist, schlägt das Gerät Alarm. Das ist absolut sinnvoll, denn sonst brächten sich die Einsatzkräfte, die unwissentlich solche kontaminierten Wohnungen oder Häuser betreten, regelmäßig selbst in Lebensgefahr.

Bei all der Tragik, die hinter Kohlenmonoxid-Unfällen steckt, ist es vielleicht ein kleiner Trost zu wissen, dass, wenn in den Medien von »Toten bei Wohnungsbrand« die Rede ist, diese Menschen eigentlich nie lebendig in den Flammen verbrannten. Oft haben sie den Brand nicht einmal bemerkt, sondern sind schnell und schmerzlos an den Rauchgasen, vor allem am Kohlenmonoxid, erstickt. Wir sehen in der Obduktion dann Zeichen der »vitalen«, das heißt: zu Lebzeiten stattgehabten Rußeinatmung. Man findet Spuren von Ruß an den Atemöffnungen, Rußschlieren im Rachen, in der Luftröhre und der Lunge, Rußpartikel im Magen. Und weil Blut, das mit Kohlenmonoxid beladen ist, fotometrisch eine andere Absorptionsfrequenz hat als Blut, das mit Sauerstoff beladen ist, wirken die Leichen auch deutlich heller. Ihre Totenflecke sind hellrot, ihr Blut kirschrot und lackartig. Die Muskulatur erscheint nicht wie üblich braunrot, sondern eher lachsfarben. Diese Leichen sehen sehr friedlich aus. Nicht nach Leid und quälendem Todeskampf.

Verbrennungen bei lebendigem Leibe in geschlossenen Räumen sind dagegen medizinisch sehr unwahrscheinlich, eher kennt man das vielleicht aus dem Mittelalter, von Hexenverbrennungen auf dem Scheiterhaufen im Freien. Das haben die armen Opfer vermutlich bei vollem Bewusstsein durchlitten. Kohlenmonoxid kann sich unter freiem Himmel nicht anreichern, sondern verfliegt.

Rechtsmedizinisch wird grundsätzlich zwischen »Brandmord« und »Mordbrand« unterschieden. Dient der Brand »nur« der Verdeckung der Spuren nach einem bereits vollendeten Tötungsdelikt, spricht man von einem »Mordbrand«. Das kommt häufiger vor, obwohl es eigentlich nie gelingt, die Tat auf diese Weise zu vertuschen. Mit dem »Brandmord«, bei dem ein Brand gezielt gelegt wird, um eine Person zu töten, bin ich in meiner bisherigen Berufslaufbahn erst wenige Male in Berührung gekommen.

Eine rasche Bewusstlosigkeit und ein halbwegs schmerzfreier Tod durch eine Kohlenmonoxid-Vergiftung waren der Physiotherapeutin aus Marienfelde nicht vergönnt. Im Gegenteil: Durch die Bewegung durch Wohnung und Treppenhaus bekamen ihre Lungen laufend Sauerstoff zugeführt. Wir konnten bei der chemisch-toxikologischen Untersuchung im Hämoglobin einen Kohlenmonoxid-Sättigungsgrad von gerade mal sechs Prozent nachweisen – das ist weit entfernt von einer lebensgefährlichen Rauchgasvergiftung. Lunge und Luftröhre waren außerdem nicht sonderlich verrußt, und die Muskulatur der Toten hatte unter der schwarzen Brandschicht eine normale dunklere Färbung.

Diese Frau hat ihre Verbrennung also bewusst erlebt – und das bei rasenden Schmerzen. Zwar kann der Mensch ab einem gewissen Punkt ohnmächtig vor Schmerz werden, aber in diesem Fall dürften das körpereigene Adrenalin und die frische Sauerstoffzufuhr wie ein Gegenmittel gewirkt haben. Der Kreislauf des Opfers war dadurch derart hochgepuscht, dass die Frau es sogar noch mehrere Etagen durchs Treppenhaus hinunterschaffte. Erst auf dem letzten Absatz verließen sie die Kräfte. Die Rettungsversuche des Nachbarn mit der Decke waren zwar vorbildlich, aber ihre schweren Brandverletzungen hätte sie zu diesem Zeitpunkt nicht mehr überleben können.

Als ich die Leiche am Tatort untersuchte, lag sie in

der charakteristischen Haltung eines Feueropfers – in der sogenannten »Fechterstellung«. Ihre Unterarme und -schenkel waren eng angewinkelt. Das hat nichts mit der kauernden Haltung einer Sterbenden zu tun, sondern ist ein rein mechanischer Effekt. Durch die hohen Temperaturen wird dem Körper enorm viel Flüssigkeit entzogen. Die Muskeln ziehen sich zusammen, die Beuger jeweils mehr als die Strecker. Die postmortale Fechterstellung gibt übrigens erst einmal keinen Hinweis darauf, ob ein Mensch lebendig verbrannte oder erst nach seinem Tod angezündet wurde. Der Effekt tritt in beiden Fällen auf.

Die Bergung einer solch verkrümmten Brandleiche ist schwierig. In einen Sarg oder einen Leichensack aus Plastik passen die Körper oft nicht hinein. Werden dann die angewinkelten Beine wieder »gerade« gedrückt, kann die Bauchdecke aufreißen, und die Därme können herausfallen. Das liegt daran, dass mit der Flüssigkeit auch jegliche Elastizität der Haut verloren gegangen ist.

Während die Feuerwehr in Marienfelde noch im Einsatz war und ich mich innerlich schon auf zwei anstrengende Sonntagssektionen vorbereitete – auch der Tote von der Messerstecherei wartete noch darauf, obduziert zu werden –, beschloss Carlos, sich zu stellen. Reue? Bedauern? Fehlanzeige. Er wirkte relativ unbeteiligt und emotionslos, faselte sogar etwas davon, dass seine Freundin es verdient habe.

Monate später beim Gerichtsverfahren, bei dem ich als Gutachter auftrat, konnte auch die Öffentlichkeit einen Blick in die Abgründe seiner Persönlichkeit werfen. Bei den Ermittlungen rund um den Tod der verbrannten Physiotherapeutin hatte sich herausgestellt, dass der bullige Mann nicht zum ersten Mal versucht hatte, eine Frau zu verbrennen. Warum lassen sich manche Frauen überhaupt mit solchen unberechenbaren, narzisstischen, gemeingefährlichen Männern ein – und bleiben für viele Jahre bei ihnen? Das bleibt für mich persönlich ein trauriges Rätsel.

Die Staatsanwaltschaft sah im Fall der verbrannten Physiotherapeutin vier von fünf möglichen Mordmerkmalen erfüllt – nicht nur rechtsmedizinisch, auch juristisch eine Besonderheit. Ein psychiatrisches Gutachten stellte außerdem fest, dass der Mann zum Zeitpunkt der Tat durchaus zurechnungsfähig war und dass auch in Zukunft eine Gefahr für Frauen von ihm ausgehen würde. Lebenslange Haft mit anschließender Sicherungsverwahrung so urteilte am Ende das Gericht. Das ist die härteste Strafe, die das deutsche Recht vorsieht. Angesichts dieser barbarischen Tat finde ich sie absolut angemessen.

Aber, um noch mal zum Anfang des Kapitels zurückzukommen, es hatte ja zwei Tote in dieser Nacht gegeben: Was wurde aus dem Fall mit dem Opfer der Messerstecherei in Wittenau? Weder Obduktion noch Ermittlungen brachten überraschende Erkenntnisse: Offenbar hatten wir es wieder einmal mit einem Streit im Drogenmilieu zu tun. Die üblichen Verwicklungen, die üblichen Waffen, die üblichen Verletzungsmuster. Wer hatte aber nun warum, wie und in welcher Reihenfolge zugestochen – aus Notwehr oder mit Tötungsabsicht – und damit den Tod des jungen Mannes im Gebüsch verschuldet? Das wurde nie restlos aufgeklärt. Die beiden überlebenden Männer wollten sich möglicherweise nur verteidigen.

8 DIE FRAU IM KOFFERRAUM

Der Abend des 31. Dezember, gegen 18 Uhr.

»Notruf der Berliner Polizei, guten Abend.«

»Hallo, ich bin hier auf der B1. Ich hatte gerade einen kleinen Unfall, weil mir auf einmal ein Wagen entgegenkam, der etwas zu weit auf die Gegenspur geschwenkt ist. Wie ein Geisterfahrer! Der hat mir den Außenspiegel abgefahren und ist dann einfach weitergerast. Ich habe sofort gewendet, bin ihm nach und habe ihn schließlich angehalten.«

»Sagen Sie mir bitte Ihren genauen Standort?

»Der Mann ist schon wieder weg! Das war total komisch: Er wirkte supernervös und wollte auf keinen Fall, dass ich die Polizei rufe. Er meinte dann noch, er hätte die Leiche seiner Frau im Kofferraum. Dann ist er einfach abgehauen, Richtung Berlin.«

»Soll das ein Silvesterscherz sein?«

»Nein, das ist kein Witz! Der hat wirklich gesagt, er hat eine Leiche hinten drin. Er fuhr einen großen Kombi. Sie müssen dem hinterher!«

»Haben Sie sich das Kennzeichen des Wagens notiert?«

»Ja, na klar, das habe ich mir gemerkt ...«

Kurze Zeit später drücken in Berlin-Hellersdorf zwei Polizisten auf eine Klingel an einem Plattenbau. Nach dem merkwürdigen Zwischenfall auf der Bundesstraße wollen die Beamten abklären, was hinter der Geschichte steckt. Liegt wirklich jemand tot in einem Auto? Hat es ein Verbrechen gegeben? Oder war das doch nur ein Witzbold vorhin am Telefon? Die Halterabfrage des Nummernschildes hat ergeben, dass der flüchtige Unfallwagen – ein kastiger grauer Nissan – auf die 76-jährige Hilde Krüger zugelassen ist. Laut Einwohnermeldeverzeichnis wohnt sie mit ihrem Ehemann Heinz in dieser Siedlung.

Doch vor Ort öffnet nur die erwachsene Tochter die Tür. Ihre Eltern leben seit vielen Jahren in Tschechien, kurz hinter der Grenze, erzählt sie. Dort seien die Lebenshaltungskosten niedriger und die Rente mehr wert.

»Und wo sind Ihre Eltern jetzt?«

»Mein Vater müsste gleich kommen, der wollte heute zu uns fahren. Was wollen Sie denn von ihm?«

»Es gab einen Zwischenfall auf der Bundesstraße, wir müssten ihn dazu mal kurz sprechen. Hier ist unsere Visitenkarte, er soll sich doch bitte melden, wenn er ankommt.« Die Tochter nimmt die Karte entgegen, die Polizisten verabschieden sich.

Kurz darauf klingelt im Kommissariat tatsächlich das Telefon.

»Heinz Krüger hier, Sie wollten mich sprechen.«

»Sind Sie mit Ihrem Auto bei Ihrer Tochter in Hellersdorf angekommen?«

»Ja.«

»Bitte bleiben Sie dort, wir sind gleich da.«

Ein paar Minuten später umringen die Polizisten den parkenden Nissan.

»Herr Krüger, wo ist Ihre Frau?«

»Da, da liegt sie, hinten drin, aber gehen Sie weg vom Auto!«

Tatsächlich, durch die Scheibe der hinteren Schiebetür ist ein Mensch zu sehen, der schräg im Kofferraum und auf den heruntergeklappten Rücksitzen liegt. Der Kopf auf ein Kissen gebettet, die Augen geschlossen, das Gesicht von langen grauen Haaren eingerahmt. Seitlich neben dem Körper klemmt – offensichtlich zur Stabilisierung – ein großes Holzbrett. Auf den ersten Blick wirkt es, als würde die Frau schlafen. Doch Heinz Krüger gibt unumwunden zu, dass seine Ehefrau tot ist.

»Heute Morgen, einfach umgefallen! Und ich wollte sie nicht in Tschechien lassen! Sie soll hier in Berlin begraben werden.«

Die Polizisten beäugen den Mann misstrauisch. Sagt er die Wahrheit?

Sowohl die amtlichen Statistiken als auch ihre

täglichen Erfahrungen lassen die Beamten zu Recht Schlimmeres vermuten. In vier von fünf Fällen sind die Opfer von Partnerschaftsgewalt Frauen, das geht aus Daten des Bundeskriminalamtes hervor. Über 140 000 versuchte oder vollendete Delikte innerhalb von Partnerschaften wurden in Deutschland 2018 aktenkundig, darunter 68 500 vorsätzliche und einfache Körperverletzungen, rund 12 000 gefährliche Körperverletzungen sowie 1600 Fälle von Freiheitsberaubung. Und das sind nur die polizeilich bekannten Fälle; die Dunkelziffer wird noch weit höher eingeschätzt. Bei versuchtem oder vollendetem Mord oder Totschlag in Paarbeziehungen – 324 Fälle im Jahr 2018 – waren 77 Prozent der Opfer Frauen.

Hat auch hier ein Ehemann seine Frau erschlagen, vergiftet, erschossen, erwürgt? Unverdächtig verhält Herr Krüger sich jedenfalls nicht, er rennt immer wieder um sein Auto herum, ist aufgeregt, will die Polizisten nicht in die Nähe des Leichnams lassen, schreit, schimpft, pöbelt. Es hilft nichts: Ein Rechtsmediziner muss her.

Das bin dann wohl ich. Mittlerweile ist es 21 Uhr; zu Hause im Prenzlauer Berg muss ich unsere kleine private Silvesterparty sprengen und mir meine Autoschlüssel schnappen. Ein befreundetes Paar ist bei uns zu Gast, er ebenfalls Mediziner. Ein Unfallchirurg. »Willst du mitkommen?«, frage ich ihn bei meinem Aufbruch. »Ja, klar!«, erwidert er. Nach dem Anruf der Polizei ist der Abend für mich wahrscheinlich sowieso gelaufen. So habe ich wenigstens einen Freund an meiner Seite, während ich mir die Silvesternacht um die Ohren schlage.

Als wir zusammen in Hellersdorf ankommen, nieselt es. Schönstes Berliner Winterwetter. Das Auto der Krügers steht vor dem Plattenbau im Schein der Straßenlaternen. Der auffällige Polizeieinsatz hat mittlerweile etliche Gaffer aus den Nachbarwohnungen auf den Plan gerufen. Sie hängen aus ihren geöffneten Fenstern, teilweise mit Handys in den Händen. Die völlig aufgelöste Familie der Toten – Tochter, Schwiegersohn und Enkel – steht im Regen in der Nähe des Wagens. Sie können nicht glauben, dass der Opa wirklich die Oma in den Kofferraum gepackt und über die Grenze gefahren hat. 500 Kilometer heimlicher Leichentransport?! Warum? Und was ist überhaupt passiert? Der Enkelsohn, der vermutlich noch nie zuvor einen toten Menschen gesehen hat, steht unter Schock; er wird notärztlich versorgt.

Unter diesen Umständen kann ich auf keinen Fall eine Leichenschau am Fundort durchführen. Wie auch: Soll ich das Innere des Wagens ausleuchten lassen, das Brett entfernen, die Kleidung der Frau aufschneiden – um dann den nackten Körper zu drehen und zu wenden, in den Mund zu gucken, Rumpf, Arme und Beine nach Anzeichen von scharfer oder stumpfer Gewalt zu untersuchen? Das wäre angesichts der anwesenden Familie ein völlig deplatziertes Vorgehen. Ich entschließe mich stattdessen lediglich zu einem kurzen Blick, später fasse ich in meinem Bericht diesen ersten Eindruck so zusammen:

»Auf der Ladefläche ist der Körper einer Frau in höherem Lebensalter in Rückenlage zu erkennen; der Kopf liegt frei, der Rest des Körpers ist mit zwei Lagen Decken bedeckt. Bei der ersten orientierenden Inaugenscheinnahme des Körpers zeigt sich eine Leichenfleckbetonung im Kopf- und Halsbereich; die Leichenflecke sind typisch blauviolett, auf kräftigen Fingerkuppendruck gut zur Abblassung zu bringen und rasch wiederkehrend; Restwärme ist deutlich spürbar. Kurz oberhalb der rechten äußeren Augenbraue findet sich eine quergestellte, etwa 1 cm lange Rissquetschwunde, welche nicht umgebend unterblutet ist. Hier rinnt auf Druck sehr wenig flüssiges Blut ab. Weitere Verletzungen finden sich im Bereich des Kopfes und des Halses nicht. Da aufgrund der Gesamtumstände (öffentliches Straßenland, schlechte Lichtverhältnisse, ungünstige räumliche Gegebenheiten) eine eingehende Leichenschau vor Ort nicht möglich erscheint, wird der Leichnam in Absprache mit der Kriminalpolizei aus dem Kofferraum geborgen und zur eingehenden Untersuchung in das Institut für Rechtsmedizin verbracht.«

Ich fahre natürlich direkt hinterher. Denn solange nicht geklärt ist, woran die Frau starb, lastet auf dem Ehemann ein dringender Tatverdacht. Weil er nicht aufhört, zu randalieren und den Einsatz zu stören, hat ihn die Polizei mittlerweile abgeführt und zu einer Gefangenensammelstelle gebracht. Hier wird er wohl die Nacht verbringen müssen, bis wir Näheres über die Todesumstände wissen.

Ohne störendes Publikum und bei hellem Licht kann ich mir im Institut für Rechtsmedizin in Ruhe einen Eindruck verschaffen. Eine Obduktion, für die ein zweiter Kollege oder eine Kollegin anwesend sein müsste, mache ich zunächst nicht, sondern erst einmal nur die äußere Leichenschau. Keine weiteren körperlichen Auffälligkeiten. Außer dass die Frau ganz offensichtlich nicht den gesündesten und reinlichsten Lebensstil hatte. Die Platzwunde oberhalb der Augenbraue entpuppt sich als typische »Hutkrempen«-Verletzung. Solche Wunden entstehen oft beim ungebremsten Hinfallen zu ebener Erde, etwa, wenn jemand ohnmächtig wird und sich nicht mit ausgestreckten Armen reflexhaft abstützt. Während Hutkrempen-Verletzungen fast immer auf echte Stürze zu ebener Erde hinweisen, kann man sich Verletzungen oberhalb der Hutkrempenlinie eigentlich nicht durch ein einfaches Hinfallen zuziehen. Da liegt schnell der Verdacht nahe, dass es gar keinen Sturz gab, sondern eine Gewalteinwirkung für die Kopfverletzung verantwortlich ist.

Die Kopfwunde der Toten hat außerdem nicht erkennbar in das umgebende Gewebe geblutet und einen Bluterguss verursacht – ein Hinweis auf eine postmortale Verletzung. Entweder ist die Frau erst nach dem Herz-Kreislauf-Stillstand umgefallen und mit dem Kopf irgendwogegen geschlagen, oder die Wunde entstand, während der Ehemann versuchte, den Leichnam ins Innere des Autos zu bugsieren. Bevor er losfuhr, entschloss er sich offenbar noch, seine Frau für die Fahrt irgendwie »würdevoll« aufzubahren, jedenfalls sind ihre Handgelenke lose mit einem Schal zusammengebunden und ihre Hände wie zum Gebet verschränkt.

Nichts deutet auf häusliche Gewalt oder gar ein Tötungsdelikt hin: *»Insgesamt erscheint der vom Ehemann geschilderte Geschehensablauf möglich; zur weiteren Klärung des Sachverhaltes wird durch den Unterzeichner eine Obduktion im Geschäftsgang angeregt«*, diktiere ich gegen 22:30 Uhr in mein Aufnahmegerät – und gebe diese Infos auch direkt an die Polizei weiter. Prompt lässt die Polizei Herrn Krüger wieder gehen, noch vor Mitternacht ist er auf freiem Fuß.

Allerdings wirkt er mittlerweile psychisch so labil, dass die Polizisten der Familie dringend empfehlen, ihn sicherheitshalber in eine psychiatrische Klinik zu bringen. In der Arrestzelle hat er jedenfalls einen heftigen Tobsuchtsanfall gehabt und seinen Kopf immer wieder mit voller Wucht gegen die Wand geschlagen. Die völlig surreale Situation an diesem Abend – der illegale Leichentransport, die abendliche Autofahrt samt leichtem Unfall, die

Verhaftung durch die Polizei – hat den alten Mann offenbar komplett aus der Bahn geworfen. All das bekomme ich gar nicht mehr mit, denn nach der Leichenschau ist für mich erst einmal Feierabend, im wahrsten Sinne des Wortes. Noch vor Mitternacht sind mein Freund und ich wieder zu Hause und schaffen es tatsächlich noch, mit unseren Frauen anzustoßen. Frohes neues Jahr.

Ist das geschmacklos – den Schalter sofort wieder umzulegen? Sich über die Gegenwart und auf die Zukunft zu freuen angesichts des Todes, der Trauer und der Schicksalsschläge, mit denen ich permanent konfrontiert bin? Man könnte das pietätlos und unangemessen finden, aber ich sehe das anders. Gerade weil die menschliche Vergänglichkeit uns jeden Tag so eindringlich vor Augen geführt wird, gerade, weil wir so viel Leid mitbekommen, so viel Elend und, ja, auch so viel Gewalt, fühle zumindest ich mich meistens sehr glücklich und geerdet. Ich bin dankbar für jeden unbeschwerten Tag, an dem alle, die ich liebe, gesund und munter sind. Und ich bin dankbar für mein bislang weitgehend sorgenfreies, schönes Leben. Dieses Grundgefühl trägt mich auch durch den Alltag: Über Kleinigkeiten rege ich mich selten auf, trübe Stimmung kenne ich kaum. Man kann es nämlich auch so sehen: Wenn der (für uns alle unausweichliche) Tod uns keinen Grund zum Feiern des Lebens liefert – was dann?

Zwei Tage später, es ist der erste Werktag im neuen Jahr, liegt der Fall der verstorbenen Hilde Krüger erneut auf meinem Tisch; der Staatsanwalt ist meiner Empfehlung gefolgt und hat die Obduktion angeordnet. Zwar hat die Tochter der Toten mittlerweile bestätigt, dass die Geschichte ihres Vaters – seine Frau habe sich nicht gut gefühlt, er wollte sie ins Krankenhaus fahren, aber auf dem Weg sei sie leblos zusammengebrochen – durchaus plausibel ist. Überrascht hat der Tod in der Familie jedenfalls niemanden: Die übergewichtige Rentnerin litt an einer fortgeschrittenen Lungenkrankheit und war deshalb seit vielen Jahren in Behandlung.

Weil Hilde Krüger in der Ehe offenbar das Regiment führte und den Ton angab, sah sich ihr verunsicherter Mann außerstande, die tschechische Polizei zu verständigen und seiner Frau in Tschechien einen Totenschein ausstellen zu lassen. Damit hätte er sich dann zunächst an ein örtliches Bestattungsunternehmen wenden und anschließend, zwecks ordentlicher Rückführung eines Leichnams innerhalb der EU, Kontakt zur deutschen Botschaft aufnehmen müssen. Möglich ist es selbstverständlich, einen im Ausland Verstorbenen nach Deutschland zu transportieren, aber es erfordert einen relativ großen organisatorischen Aufwand und kostet außerdem Zeit und Geld. All das muss Herr Krüger geahnt haben – und dieser Herausforderung fühlte er sich allein nicht gewachsen. In Berlin angekommen, hoffte er, dass nun die Tochter das Zepter übernehmen und alle nötigen Behördengänge in die Wege leiten würde. Deshalb sein spontaner Entschluss, die Leiche ins Auto zu packen (mithilfe einer Sackkarre, tragen konnte er den rund 80 Kilo schweren Körper nicht) und auf schnellstem Weg zurück in die Heimat zu fahren. Seiner Tochter hat er das mittlerweile alles im Detail gestanden, die wiederum hat es wortreich der Polizei erklärt.

Ich persönlich habe Heinz Krügers Geschichte bereits vor Ort durchaus für glaubwürdig gehalten – so etwas kann sich niemand ausdenken. Und wie ein kaltblütiger Lügner wirkte der Rentner in der Silvesternacht auch nicht, im Gegenteil. Aber ist seine Schilderung auch medizinisch glaubwürdig? Das will die Staatsanwaltschaft dann doch lieber von uns abklären lassen.

Als ich den Roten Baron früh am Morgen des ersten Arbeitstags des neuen Jahres vor unserem Institut parke, sehe ich einen älteren Mann, der am Eingang steht und auf mich zukommt. Das ist doch ...! Er sieht sich suchend um. Wartet der Mann etwa auf mich? Seit ich Herrn Krüger in der Silvesternacht kurz kennengelernt habe, hat er offenbar nicht viel geschlafen. Er sieht ziemlich mitgenommen aus. In seinen Augen: Panik, Angst. Wie lange steht er wohl schon hier vor der Rechtsmedizin? Ich habe keine

Wahl, ich muss an ihm vorbei, um zum Eingang zu kommen. Sofort stürzt er auf mich zu.

»Herr Doktor, Herr Doktor, Sie dürfen meine Frau nicht aufschneiden!«

»Tut mir leid ...«

»Nein, bitte, tun Sie es nicht!«

»Herr Krüger, ich muss das machen, ich kann mir das nicht aussuchen, wen ich obduziere und wen nicht.«

Meine Stimme ist sanft und ruhig, der Mann tut mir in dem Moment wirklich leid. Er ist völlig außer sich, einem Nervenzusammenbruch nahe, das sieht jeder Laie. Ich versuche, ihn zu beruhigen:

»Ich verspreche Ihnen, Sie bekommen den Leichnam Ihrer Frau in einem guten Zustand zurück. Sie werden hinterher kaum sehen, dass wir sie untersucht haben.«

»Nein, Sie dürfen das nicht tun! Ich habe sie doch so geliebt!«

»Herr Krüger, wirklich, ich kann Ihnen leider nicht helfen. Da müssten Sie schon mit der Staatsanwaltschaft reden ...«

Meine spontane Empathie weckt bei ihm offenbar die Hoffnung, dass ich mich doch noch umstimmen lasse:

»Herr Doktor, ich gebe Ihnen auch Geld! Ich habe Geld. 2000 Euro! Hier, die können Sie sofort haben.«

Er nestelt an seiner schmutzigen Hose herum.

»Ich will Ihr Geld nicht, Herr Krüger ...«

»Oder den Hund, nehmen Sie den Hund, bitte! Das war der Liebling meiner Frau, sie hing sehr an ihm. Wer soll sich nun um ihn kümmern? Ich schaffe das alles nicht! Bitte, ich gebe Ihnen das Geld und den Hund!«

Ich schüttele nur immer wieder den Kopf. So geht es noch eine ganze Weile, bis der Witwer sich endlich abwimmeln lässt. Schließlich zieht er ab – in Richtung Staatsanwaltschaft. Weil ihn dort offenbar niemand sonderlich zuvorkommend behandelt, auch niemand bereit ist, die bereits angesetzte Obduktion abzusagen, fängt er erneut an zu randalieren.

Das alles erfahre ich erst Tage später, nachdem er auch mich immer wieder telefonisch zu erreichen versucht, mir wieder und wieder sein Geld und den Hund aufdrängen will. Irgendwann lasse ich mich von unserem Sekretariat verleugnen; anders weiß ich mir nicht mehr zu helfen. Ich bin kein Seelsorger oder Psychologe, ich kann diesem Mann in seiner existenziellen Krise schlicht nicht adäquat beistehen.

Auch das gehört zu unserem Beruf: dass wir manchmal auf dem Präsentierteller sitzen, dass Angehörige oder Verdächtige unseren Arbeitsort ohne Weiteres ausfindig machen können. Die Adresse des Instituts kann man in drei Sekunden googeln. Beim Einwohnermeldeverzeichnis habe ich deshalb einen offiziellen Sperrvermerk. Würde jemand versuchen, dort meine private Adresse zu erfragen, bekäme er zum einen keine Auskunft, und zum anderen bekäme ich sofort eine Mitteilung. Alle Rechtsmediziner können solche Sperrvermerke beantragen; einige meiner Kolleginnen und Kollegen nutzen diese Möglichkeit. Der Grund: Wir haben durch die vielen Gerichtsprozesse, in denen wir als Gutachter auftreten, fast wöchentlich mit sehr unangenehmen Gestalten zu tun.

Wir sind in Rocker- und Clan-Prozesse involviert, sagen in Verfahren aus, in denen es um Organisierte Kriminalität oder um schwerste Verbrechen geht. Einsatzkräfte des SEK treten oft anonym vor dem Gericht auf, sie müssen ihre Namen nicht nennen und tragen manchmal sogar eine Gesichtsmaske. Bei uns Rechtsmedizinern ist das anders: Wir stehen in natura vor dem Richtertisch und nennen immer unseren vollen Namen. Und oft bin ich dann auch noch derjenige, dessen Einschätzung vielleicht darüber entscheidet, ob und in welchem Umfang ein Angeklagter zum Beispiel als verhandlungsfähig eingestuft wird. Oder ich stütze mit meinen Fotos und Obduktionsberichten die Argumentation der Staatsanwaltschaft – und widerlege die Version der Verteidigung. In kriminellen Kreisen macht man sich so keine Freunde.

Persönlich bedroht worden bin ich bisher noch

nicht, aber ich habe erlebt, dass Kollegen von rach-
süchtigen Tätern verbal angegangen wurden. Vor
vielen Jahren fand die Polizei einen verurteilten
Mörder kurze Zeit nach seiner Entlassung aus dem
Gefängnis tot in seiner Wohnung, ein Schlaganfall
hatte ihn niedergestreckt. In seinen Unterlagen: ein
Notizbuch mit den Privatadressen aller an seinem
damaligen Prozess Beteiligten. Einschließlich Richter und Rechtsmediziner. Dieser Mann hatte offensichtlich noch etwas vor – und sicher nichts Gutes.

Im Fall der Krügers fühle ich mich durch die ta-
gelange Belagerung dieses psychisch offenbar schwer
angeschlagenen älteren Mannes eher genervt als bedroht. Gleichzeitig tat er mir auch leid. Zumal der
Witwer mich – im Gegensatz zu den Staatsanwälten
und Polizeibeamten – ins Herz geschlossen zu haben
schien. Vermutlich, weil ich am Morgen des 2. Januar
einen Augenblick lang von Mensch zu Mensch mit
ihm gesprochen und echte Anteilnahme gezeigt
habe.

Mein Obduktionsergebnis entlastet Heinz Krüger
am Ende übrigens endgültig von dem Verdacht, etwas mit dem Tod seiner Frau zu tun zu haben:

*»Herzmuskulatur auf der Schnittfläche homogen
bräunlich, hier kleinfleckförmig-weißliche Bindege-
websherde im Bereich der Herzvorderwand, der Herz-
kammerscheidewand sowie im Bereich der Klappen-*

stellmuskulatur abzugrenzen. Im Spitzenbereich der Klappenstellmuskulatur sowie im Bereich der Herzvorderwand finden sich disseminierte, rötlich eingeblutete, eingesunkene Areale in der teils auch umgebend lehmgelb abgeblassten Muskulatur. Frisch-rezidivierter Herzmuskelinfarkt.«

Oder, um es in Nicht-Mediziner-Deutsch zu sagen: Das Herz dieser Frau war bereits längere Zeit versagensbereit und vorgeschädigt, gut zu erkennen an den älteren kleinen Narben im Herzmuskel. Als Todesursache fanden wir die frischen Einblutungen in den Stellmuskeln der Herzklappen. Das sind Zeichen für einen frischen Infarkt; sie entstehen durch Sauerstoffmangel, zum Beispiel durch den Verschluss eines Herzkranzgefäßes oder durch Herzrhythmusstörungen. Todesursache: natürlich.

Der »unerlaubte Leichentransport über eine Staatsgrenze in einem nicht dafür zugelassenen Fahrzeug« hatte für den Witwer übrigens keine weiteren juristischen Folgen. Der zuständige Staatsanwalt stellte das Ordnungswidrigkeitenverfahren (denn das ist es) ohne weitere Auflagen ein – das nenne ich juristisches Augenmaß. Der alte Mann hatte sich in einer psychischen Ausnahmesituation befunden und war durch den Tod seiner Ehefrau und das ganze Geschehen drum herum bereits hart genug bestraft.

9 SELBSTJUSTIZ

Manchmal reichen die Begriffe »Täter« und »Opfer« nicht aus, um das, was zwischen zwei Menschen vorgefallen ist, korrekt zu beschreiben. Und manchmal ist es schwer zu sagen, wer sich warum wie schuldig gemacht hat und wie bestraft werden sollte. In solchen Momenten bin ich froh, Rechtsmediziner zu sein – und nicht Richter.

Die folgende Geschichte spielt in einer Hochhaussiedlung, wie man sie aus zahllosen Krimis kennt. Nicht nur im Fernsehen eine äußerst triste Kulisse. David T. wird in »schwierige Verhältnisse« (wie es in den Medien in solchen Fällen gern heißt) hineingeboren: Er ist das älteste von mehreren Kindern; seine Eltern trennen sich, als er noch ein Grundschulkind ist. Weil seine Mutter alkoholkrank ist, landet er für zwei Jahre in einem Heim. Anschließend lebt er einige Zeit lang bei einer Pflegefamilie. Schließlich nimmt der Vater, der mittlerweile mit seiner neuen Lebensgefährtin zusammenlebt, seinen

Sohn zu sich. Es ist – vorsichtig ausgedrückt – nicht die beste Gegend, in der David aufwächst: heruntergekommene Wohnblöcke, verlassene Einkaufspassagen, Vandalismus, Gewalt, Alkohol, Arbeitslosigkeit. Das Leben der meisten Familien ist von Perspektivlosigkeit geprägt.

David, ein kräftiger, dunkelhaariger Junge, besucht mittlerweile die achte Klasse einer Gesamtschule und trägt in seiner Freizeit Zeitungen aus, um sein Taschengeld aufzubessern. Auch ihm geht es psychisch nicht immer gut. Mit der Polizei hatte er erst zweimal zu tun, einmal wegen einer Sprayaktion, einmal wegen eines kleinen Ladendiebstahls. Beide Vergehen sind so geringfügig, dass sie fallen gelassen werden. Seine Freunde und Lehrer beschreiben ihn später als ruhigen, nachdenklichen Jungen.

Doch jetzt steht der 15-jährige Schüler wegen Mordes vor Gericht. Was ist passiert?

In der Nachbarschaft von David lebt Bernd B. Er ist 63 Jahre alt, mehrfach verurteilt wegen sexuellen Missbrauchs von Kindern. Er hat es vor allem auf Jungen zwischen 11 und 15 Jahren abgesehen. Nach seiner letzten mehrjährigen Haftstrafe, die er in Göttingen verbüßt hat, ist er nach Berlin gezogen. Weil er polizeibekannt ist, steht er unter »Führungsaufsicht«. Das bedeutet: Regelmäßig sollten Beamte ihn besuchen kommen und seine Lebensumstände kontrollieren. Außerdem erhält er sogenannte »Gefährderansprachen« – also klare Anweisungen, dass er sich von Kindern und Jugendlichen grundsätzlich fernzuhalten hat. Doch das Problem ist: Bernd B. ist seit seiner frühen Kindheit wegen einer Gehirnschädigung geistig behindert; »Debilität« haben Ärzte ihm offiziell bescheinigt. Er versteht komplexe Zusammenhänge nicht, kann den Inhalten der Gespräche mit der Polizei oft nicht folgen. Weil er auch im Umgang mit Behörden überfordert ist und in seiner Wohnung zunehmend verwahrlost, bekommt er von der Stadt einen Betreuer zugeteilt. Was Bernd B. allerdings sehr gut kann: bei lauter Musik am offenen Fenster hängen und Kinder anquatschen. Das tut er ständig. In der Gegend ist weithin bekannt, welche Vorgeschichte der glatzköpfige Mann mit den schwarzen Zahnstummeln hat – und wozu er fähig ist. Zwar hat er seine minderjährigen Opfer nie mit Gewalt zu sexuellen Handlungen gezwungen, aber er schafft es immer wieder mit anderen Methoden, Kinder und Jugendliche gefügig zu machen. Oft, indem er ihnen Geld gibt, ihnen Alkohol und Tabak schenkt oder sie auf seiner Spielkonsole spielen lässt. Manchmal, indem er mit ihnen gemeinsam Pornos schaut. Dann entblößt und befriedigt er sich und fasst die Jungen gegen ihren Willen an. Einige haben das in der Vergangenheit mit sich geschehen lassen und sich anschließend aus Scham niemandem anvertraut. Das wundert mich nicht: Ich habe in einigen

Strafprozessen erlebt, wie gezielt die Täter ihre Opfer offenbar »auswählen« und auf sie zugehen, wie genau diese Männer einschätzen können, welches Kind womit zu locken – und anschließend zum Schweigen zu bringen ist. Dafür scheint auch Bernd B. ein Gespür zu haben. Und in diesem Kiez gibt es offenbar viele Teenager, die lieber in der verdreckten Bude eines schmuddeligen Kinderschänders herumhängen, als nach Hause zu gehen. Die Wohnung sei eine Art ›Ersatz für das fehlende Jugendzentrum« gewesen, drückt es ein Journalist ebenso treffend wie zynisch später in einer Reportage aus.

Es ist nicht so, als würde die Nachbarschaft das alles nicht mitbekommen. Immer mal wieder kommt es zu Polizeieinsätzen und Anzeigen, wenn Bernd in seiner Erdgeschosswohnung lautstarke »Partys« mit Minderjährigen veranstaltet. Manchmal schließt er, wenn er Besuch hat, die Tür von innen ab und lässt die Rollläden herunter. Mehrmals steht deshalb der Verdacht im Raum, dass er auch in Berlin wieder Kinder missbraucht haben könnte. Doch zwei Strafverfahren enden ergebnislos. Mal waren die jungen Zeugen nicht bereit, ihre Aussagen aus der Erstvernehmung vor Gericht zu wiederholen, ein anderes Mal verwickelten sie sich in Widersprüche. Bernd B. kennt dagegen nur eine Verteidigungsstrategie: Er streitet stets alles ab. Bisher ist er damit durchgekommen.

Es ist der 1. September, ein Donnerstagnachmittag, als Bernd B. mal wieder den Schlüssel in seiner Wohnungstür von innen umdreht und die Fenster verdunkelt. Gerade ist überraschend David T. vorbeigekommen. Die beiden kennen sich, David war mit Freunden im Sommer mehrmals zum »Feiern« hier, einmal auch allein. Doch diesmal verlaufen die folgenden Minuten anders, als es sich der Pädophile erhofft. Es gibt Streit. David ist wütend, sehr wütend. In der Küche greift der Jugendliche wahllos nach einem Messer. Zweimal versucht er, auf Bernd B. einzustechen, in Hals und Bauch, aber seine Zufallswaffe entpuppt sich als unbrauchbar, zu stumpf, zu instabil. Sein Blick schweift über die Küchenzeile. Da, das andere Messer ist größer und dicker. Er holt aus und ...

»Als wesentlicher Befund zeigt sich kurz unterhalb des inneren Drittels des rechten Schlüsselbeines eine 125 cm über Fußsohlenniveau gelegene, schräg gestellte, etwa 2 cm lange und dabei bis 0,5 cm weit aufklaffende Hautdurchtrennung, welche in das Brustkorbinnere sondierbar ist (Stichwunde Nr. 1). Die Wundränder erscheinen bei beginnender Vertrocknung glatt begrenzt, der obere Wundwinkel – soweit bei Vertrocknung beurteilbar – eher spitz konfiguriert, der untere Wundwinkel eher stumpf. Kein Gasknistern der Oberhaut feststellbar.«

Das diktiere ich am nächsten Tag in meinen Obduktionsbericht. Bernd B. hat der Stich rund fünf

Zentimeter tief in den Brustkorb getroffen. Seine Lunge ist verletzt; ein Spannungspneumothorax droht. Doch tödlich ist diese erste Verletzung zunächst nicht. Der Angegriffene versucht zu fliehen, läuft durch die Wohnung, Richtung Fenster, macht sich an den Rollläden zu schaffen. Der Teenager ist ihm auf den Fersen. Bernd B. dreht ihm den Rücken zu, als David das zweite Mal zusticht.

»Stichwunde Nr. 2 endet im oberen Bereich des linken hinteren Lungenunterlappens, hier finden sich zwei glatte Durchtrennungen der Lungenüberzüge, jeweils etwa 1 cm lang und umgebend bläulich verfärbt. Der obere Defekt weist eine Stichkanallänge im Lungengewebe von 5 cm auf, der untere Defekt eine Stichkanallänge im Lungengewebe von lediglich 1 cm. Ferner zeigt sich im absteigenden Teil der Körperhauptschlagader ein ebenfalls glatt berandeter, etwa 0,5 cm langer, in der Umgebung kräftig blaurot verfärbter Defekt, der sich Stichwunde Nr. 2 anatomisch-topografisch zuordnen lässt. Stichwunde Nr. 2 misst insgesamt 7 cm.«

Zwar ging der Stich tief, aber noch lebt Bernd B. und bettelt und fleht. Er versucht sogar, sich zu rechtfertigen: »Du wolltest es doch auch.« Aber David T. hält nicht inne, sondern will die einmal begonnene Aktion nun offenbar zu Ende bringen. Er sticht ein drittes Mal fest zu:

»Stichwunde Nr. 3 tritt an der unteren Innenkante des linken Schulterblattes zwischen der 7. und 8. Rippe in die

Brusthöhle ein. [...] Sie endet im unteren hinteren Bereich des linken Lungenunterlappens, hier ist ein etwa 1 cm messender, glatt berandeter Defekt der Lungenüberzüge abzugrenzen. Stichwunde Nr. 3 hat eine Länge im Lungengewebe von 5 cm und ist somit insgesamt 7 cm lang.«

Bernd B. springt schließlich – oder fällt er? – durch das geschlossene Erdgeschossfenster. Glas splittert, kleinere Schnittwunden an Armen und Beinen bei der Leichenschau zeugen von dem Sturz. Unterhalb der Wohnung bleibt der Mann sterbend auf dem ungepflegten Rasen im Nieselregen liegen. Der Jugendliche lässt das Messer fallen und verlässt die Wohnung durch die Tür. Er macht keinerlei Versuche, zu fliehen oder seine Tat zu vertuschen. Stattdessen steigt er die Stufen des Treppenhauses hinauf. Dort oben wird ihn die Polizei eine halbe Stunde später finden, seine Hände und Kleidung voller Blut. David empfängt die Beamten mit den Worten: »Ich war's. Verhaften Sie mich jetzt?«

Als ich am frühen Abend am Tatort ankomme, liegt der Tote auf einer Feuerwehrtrage vor dem Haus. Für die Leichenschau tragen wir ihn ins Treppenhaus. Die Stichverletzungen sind offensichtlich, also: Sofortobduktion am nächsten Morgen. Auch den jungen Mann, der jetzt ein Täter ist, schaue ich mir kurze Zeit später in seiner Arrestzelle näher an. An Davids rechtem Zeigefinger finde ich eine kleine frische Schnittwunde, »das ist vom Messer«, erklärt er mir unumwunden. Typisch: Wer fest zusticht, läuft Gefahr, mit der Hand selbst über das Messerheft in die Klinge zu rutschen.

Rechtsmedizinisch stellt der Fall für mich und meine Kollegen also keine große Herausforderung dar. Routiniert präparieren wir den Körper schichtweise, Unterhautfettgewebe, Muskulatur, Skelettsystem, um die Stichkanäle darzustellen. Verletzte Organe legen wir auf eine blaue Platte, die Kollegen der Kriminaltechnik des LKA machen gestochen scharfe Fotos, die Gefäße präparieren wir »in situ«, das heißt: an ihrer ursprünglichen Stelle im Körper, und entnehmen sie erst, wenn wir wissen, was genau verletzt ist. Jeder Befund wird exakt vermessen und dokumentiert. Nach der Obduktion steht zweifelsfrei fest: Der zweite Stich hat die daumendicke Hauptschlagader getroffen, die aus dem Herz entspringt, in einem Bogen verläuft und sich durch Brust- und Bauchraum zu den Beinen fortsetzt. Todesursache: nach innen verblutet. Wir finden 1,5 Liter Blut in der linken Brusthöhle. Dazu die zweifach angestochene Lunge, die kollabiert war. Kein Notarzt dieser Welt hätte Bernd B. nach den drei Stichen in den Oberkörper noch helfen können, so mein Fazit. Vielleicht wäre sein Leben aber nach dem ersten Stich noch zu retten gewesen?

Fakt ist, dass der Tötungsvorgang einige Zeit gedauert hat. Das bestreitet der festgenommene Jugendliche auch gar nicht. Folglich hätte David T. seine Tat abbrechen und Hilfe holen können. Weil er das nicht getan hat, plädiert die Staatsanwaltschaft auf »Mord«. Doch kann man wirklich die gesamte Schuld für dieses Tötungsdelikt einem 15-jährigen Schüler anlasten? Ist er ein eiskalter Rächer, der unbedingt Selbstjustiz verüben wollte? Was ist überhaupt passiert, dass er so in Rage geriet?

Auf Social Media wird er in vielen Kommentaren als Held gefeiert, erhält Glückwünsche. Er sei das mutige Opfer, das gegen seinen Peiniger aufgestanden sei. Der einen polizeibekannten Kinderschänder endlich niedergestreckt habe. Doch David will diese von außen an ihn herangetragene Rolle offenbar gar nicht; er quält sich mit Vorwürfen und Selbstzweifeln. Auf mich hat der Junge bei unserer kurzen Begegnung während der ärztlichen Untersuchung eher verunsichert und überfordert, fahrig und verschreckt gewirkt. Ein hilfloser Teenager, der selbst nicht ganz versteht, was er da getan hat, und der nun alles über sich ergehen lässt.

Während des Prozesses, der von großer medialer Aufmerksamkeit begleitet wird, kommen immer mehr verstörende Details ans Licht. Nun endlich spricht David auch über das, was im Juli in der Wohnung von Bernd B. passiert ist. Es hatte damals zwar sogar eine Anzeige eines Zeugen gegeben, der kurz nach dem Missbrauch in die Wohnung kam. Doch

David hatte den Vorfall dann gegenüber der Polizei heruntergespielt, hatte behauptet, es sei nichts weiter passiert. Bernd B. versuche höchstens mal, einem Jungen seine Hand aufs Knie zu legen, aber solche Annäherungen hätten die Jugendlichen stets abzuwehren gewusst. Eine Behauptung, mit der der Jugendliche wohl auch sich selbst schützen wollte. Wie sich jetzt herausstellt, verlief der Besuch im Sommer keineswegs so harmlos. Was genau Bernd B. mit ihm gemacht hat, erzählt David nur hinter verschlossenen Türen; der Prozess findet unter Ausschluss der Öffentlichkeit statt.

Nach dem Missbrauch hat der Junge offenbar alles verdrängt, was in dem dunklen Zimmer passiert ist. In einen unbeleuchteten Winkel seines Gedächtnisses verbannt. Erst an dem Herbsttag, der zu Bernd B.s Todestag werden sollte, fällt ihm alles wieder ein, denn: David sitzt im Bus, fährt von der Schule nach Hause. Da sieht er auf der gegenüberliegenden Straßenseite den ungepflegten Bernd B. vor einem Supermarkt, in der Hand Einkaufstüten. In Davids Gehirn macht irgendwas »klick«. Plötzlich steht der Missbrauch von damals lebendig vor seinem inneren Auge. Warum rennt der Typ immer noch frei herum? Warum darf der sich weiter an Jungen vergreifen? Warum hat den noch niemand zur Rechenschaft gezogen? An der nächsten Haltestelle steigt er aus und läuft hinter Bernd B. her.

Prozesse wegen sexuellen Missbrauchs gehören zu dem Teil meines Berufs, auf den ich persönlich sehr gut verzichten könnte. Denn meist liegt der Täter ja nicht tot in unserem Kühlraum. Sondern sitzt sehr lebendig auf der Anklagebank. Neben sich nicht selten einen unangenehmen Anwalt, der seinen Mandanten mit allen Mitteln, die der Rechtsstaat bietet, vor einer Strafe bewahren will.

Einmal war ich in den Fall eines Finanzberaters involviert, der seit vielen Jahren einschlägig dafür bekannt war, Jungen zu missbrauchen. Um ihn herum hatte sich eine ganze Gruppe von Tätern versammelt. Die Männer hatten sogar extra eine Wohnung angemietet, um den Missbrauch dort ungestört begehen zu können. Auch in diesem Fall wurden ganz gezielt Kinder aus bestimmten Milieus angesprochen und mit einer Mischung aus Geld, Belohnungen und Drohungen eingeschüchtert und mundtot gemacht. Einer der Täter hatte seinen (äußerst kurzen) Prozess bereits hinter sich; er war geständig und bekam eine hohe Haftstrafe. Doch dieser bewusste Finanzberater dachte offenbar, er könnte mit viel Geld und mithilfe findiger Anwälte den Prozess unendlich in die Länge ziehen, um eine Verurteilung zu verhindern. Über 100 Verhandlungstage! Dabei war angesichts der Schwere der angeklagten Tatvorwürfe eigentlich klar, dass es auf eine hohe Haftstrafe und wohl auch eine anschließende Sicherungsverwahrung hinauslaufen würde. Dieses Urteil vor Augen, entschied sich der Angeklagte, krank zu werden. Was darf's denn sein: Rücken? Knie? Bluthochdruck? Der Täter stellte sich selbst als chronisch schwerst kranken Menschen dar, quasi als gesundheitliches Opfer der deutschen Justiz. Darauf musste das Gericht natürlich reagieren, das Gesetz lässt da keinen Spielraum. Mehrere medizinische Gutachter hatte die Verteidigung allerdings schon abgelehnt. Nun war ich an der Reihe.

Der Fall ist etliche Jahre her, ich war damals ein junger Assistenzarzt, aber hatte eben schon meine Erfahrungen aus dem Rettungsdienst. Ruppig sein? Kann ich auch, wenn es sein muss. Ich habe diesem Finanzberater und seinen Anwälten relativ schnell klargemacht, dass sie mich mit ihrer Masche nicht überzeugen konnten. Und ich verbat mir jegliche Zweifel an meiner fachlichen Kompetenz: »Wenn Sie sechs Jahre Medizin studieren, samt Promotion, dann können wir gerne auf Augenhöhe miteinander über medizinische Sachverhalte sprechen. Ansonsten gilt, was ich sage. Haben Sie das verstanden?«

Wieder und wieder bestellte das Gericht mich ein, wieder und wieder versuchte es der Angeklagte mit seinen zwar zweifelsohne vorhandenen, aber nicht akuten oder ihn wesentlich einschränkenden chronischen Erkrankungen. Krümmte sich vor angeblichen Gallenblasenschmerzen, ließ sich im Rollstuhl in den Gerichtssaal rollen. Nahm alle ihm zugeteilten Medikamente auf einmal ein. Trotzdem konnte ich ihm nach meinen Untersuchungen stets zumindest teilweise Verhandlungsfähigkeit attestieren. Einmal ließ ich ihn sogar im Rettungswagen ins Krankenhaus bringen, damit das Gericht es auch durch andere Ärzte schwarz auf weiß bescheinigt bekam, dass ihm organisch nichts fehlte. Vor Wut pinkelte er auf die Trage des Rettungswagens.

All diese Nebelkerzen dienten – jedenfalls zum Schluss des Verfahrens – ganz offensichtlich nur dazu, um seinen finalen Haftantritt in der Strafhaft zu verzögern. Lieber wollte der Mann noch länger in Untersuchungshaft sitzen, wo er kaum Kontakt zu Mithäftlingen hatte. Das wäre in der Strafhaft dann nämlich anders geworden. Und mit verurteilten Kinderschändern gehen andere Gefangene selten freundlich um. Das muss dem Finanzberater wohl auch klar gewesen sein.

Eines Tages war der Spuk dann plötzlich vorbei. Warum? Weil dem ehemals wohlhabenden Angeklagten offensichtlich das Geld ausgegangen war. Plötzlich hatte niemand mehr ein Interesse daran, den Prozess weiter in die Länge zu ziehen. Mich hat das – vielleicht etwas naiv – damals ziemlich erschüttert: Da wird sehr viel Steuergeld ausgegeben, und man lässt sich lange von einem Mann belügen und hinhalten, der über Jahrzehnte Kindern systematisch schlimmste Dinge angetan hat. Und es finden sich tatsächlich gewiefte Strafverteidiger, Psychologen, Mediziner, die mit ihren Schriftsätzen, Anträgen, Gutachten oder Gegengutachten den Prozess immer weiter in die Länge ziehen – indem sie den Ermessensspielraum, den jeder Gutachter hat, nur in eine Richtung ausnutzen. Weil sich damit Geld verdienen lässt? Ein unwürdiges Schauspiel. Und es ist eine weitere Verhöhnung der Opfer, wenn Prozesse auf diese Weise unnötig in die Länge gezogen werden. Ich könnte morgens nicht mehr in den Spiegel schauen, wenn das meine Berufsauffassung wäre.

Zum Glück bin ich damals erst in den Prozess eingestiegen, als die Vernehmungen der minderjährigen Zeugen schon vorbei waren. Aber es gab andere Fälle von Kindesmissbrauch, in denen ich gemeinsam mit der Polizei Videomaterial sichten musste, um meine Einschätzung abzugeben, ob bestimmte Verletzungsmuster zu bestimmten Tatvorgängen passen. Ich kann nicht beschreiben, wie es ist, solche Bilder und das darauf festgehaltene Leid ansehen zu müssen. Meine größte Hochachtung vor den Ermittlerinnen und Ermittlern, die das täglich tun – um die Täter endlich zu überführen.

Trotz aller privaten Verachtung für die Täter und allen Mitgefühls für die Opfer muss ich in meiner Rolle vor Gericht natürlich maximal professionell bleiben. Und das tue ich, auch wenn es manchmal schwerfällt. Denn ein befangener oder parteiischer

Rechtsmediziner nützt den Opfern gar nichts – sondern spielt eher noch der Verteidigungsstrategie der Täter in die Hände. Und natürlich gilt auch für sie bis zu einem Urteil die Unschuldsvermutung.

Im Fall des 15-jährigen David, der an einem Schultag im September spontan ein Messer gegriffen und einen anderen Menschen getötet hatte, folgte das Gericht übrigens nicht der Argumentation der Staatsanwaltschaft. Der Junge wurde am Ende nicht wegen Mordes, sondern »nur« wegen Totschlags verurteilt. Es war wohl glaubhaft, dass er seine Tat eher aus dem Affekt begangen hatte; keineswegs hatte er sie jedenfalls monatelang minutiös geplant. Dafür sprachen auch die von uns untersuchten Stiche mit unterschiedlichen Küchenmessern. Dass David im Sommer, unmittelbar nach dem Missbrauch, keine Aussagen gegenüber der Polizei machte, sondern den Vorfall offenbar lieber verdrängte – wer will einem Opfer daraus ernsthaft einen Vorwurf machen?

Das Urteil lautet schließlich: 3 Jahre Haft. Das ist ein hohes Strafmaß für einen zum Tatzeitpunkt 15-Jährigen. Trotzdem war es vielleicht eine weise Entscheidung des Gerichts. Möglicherweise gelang David T., der ja bisher in seinem Leben nicht gerade auf Rosen gebettet war, seinem Milieu zu entkommen. Vielleicht hat er es während der Haft geschafft, einen Schulabschluss oder eine Ausbildung zu machen. Hoffentlich hat er eine Therapie begonnen, um das Geschehene zu verarbeiten. Das deutsche Jugendgesetz sieht viele solcher Hilfs- und Unterstützungsmaßnahmen zur Resozialisierung vor; ich wünsche mir sehr, dass der Junge sie nutzen konnte.

Ob David T. ein Neuanfang gelungen ist und wie es ihm heute geht, weiß ich nicht. Zwar kenne ich die vollständigen Namen von Tätern und Opfern aus den Akten, aber ich verfolge ihre Schicksale nie über die Obduktion oder den Gerichtsprozess hinaus. Ich gebe sie nicht bei Google ein, ich suche nicht nach Spuren in den sozialen Medien. Ich mache privat ohnehin einen großen Bogen um Facebook, Instagram und Co. Vielleicht ist das auch eine Form von Selbstschutz: Mit der Obduktion, spätestens aber mit der Verurteilung versuche ich, die Menschen und ihre Schicksale hinter mir zu lassen, hefte die Unterlagen ab, klappe die Ordner zu. Oder, wie mein Opa, der in Bremen bei der Feuerwehr war, immer zu sagen pflegte: »Ich hänge das gemeinsam mit der Jacke abends in den Spind.« Anders könnte man das alles wahrscheinlich gar nicht verkraften.

Vor dem Haus, in dem Bernd B. lebte und wo er schließlich auch starb, hat übrigens niemand auch nur eine einzige Kerze aufgestellt. Keine Blume, kein Zettel. Es gab einfach kein Zeichen von Trauer. Es war, als wären die Anwohner sich alle einig: Diesen Nachbarn vermissen wir nicht.

10 DER KIESSEE

Wasserleichen sind in der Rechtsmedizin ein »saisonales Geschäft«, ich muss das leider so pietätlos ausdrücken. Wer auch immer im Herbst oder Winter auf den Grund eines Gewässers gesunken ist, kommt nämlich spätestens im April oder Mai – wenn es warm wird – wieder zum Vorschein.

Das trifft auf Mordopfer ebenso zu wie auf Suizidenten oder unfallbedingt Ertrunkene. Eine Leiche bildet mit der Zeit Auftrieb, wenn die Fäulnisbakterien Gase erzeugen. Kaltes Wasser verlangsamt diesen Prozess, warmes beschleunigt ihn. Haben sich genug Gase gebildet (die Leichen sind dann entsprechend aufgebläht, fast wie Luftballons), ziehen diese problemlos einen Körper samt Kleidung nach oben. Wenn Wasserleichen wirklich verschwunden bleiben, muss man davon ausgehen, dass aus irgendeinem Grund – etwa durch Schiffsschrauben – ihre mit Luft gefüllten Därme oder Bäuche eröffnet wurden. Aber eine intakte Leiche für immer zu versenken, das klappt meist nicht. Da hilft auch kein Bleigürtel oder Ziegelstein um den Hals.

Wasserleichen sind olfaktorisch so ziemlich die größte Herausforderung, die die Rechtsmedizin zu bieten hat. Außer vielleicht noch Mageninhalt, den wir routinemäßig in einem Gefäß auffangen und asservieren. Schon beim Lebenden bekommt auch ein Profi manchmal Würgereiz, beim Toten ist es nicht anders. Ansonsten bin ich wahrlich nicht empfindlich. Aber diese besondere Wasserleichen-Mischung aus Algen, Fisch und Fäulnis gehört tatsächlich nicht zu meinen liebsten Gerüchen.

Vor einigen Jahren gab es mal einen skurrilen Zwischenfall. Wie ich ja schon erklärt habe, arbeiten wir im Sektionssaal voll klimatisiert und mit einer Absauganlage, außerdem sind die Leichen stark gekühlt. Die meisten Kolleginnen und Kollegen können daher mit den Gerüchen der Toten gut umgehen, nur wenige greifen zur Maske. Anders sieht die Sache natürlich aus, wenn man oben auf dem Dach unseres Flachbaus steht. Da strömen die Ausdünstungen mehrerer Absauganlagen ungefiltert nach draußen. Einmal waren dort oben Handwerker beschäftigt, die das Dach neu teeren sollten – im Hochsommer. Offensichtlich hatte niemand den Männern gesagt, auf welchem Gebäude sie da arbeiteten. Es dauerte nicht lange, bis sich der erste Azubi spontan vom Dach erbrach.

Auch wenn meine Riechzellen regelmäßig größeren Herausforderungen ausgesetzt sind, würde ich mich bei der Arbeit nie dieses Sinnes berauben – denn die Nase ist ein wichtiges Instrument bei der Obduktion. Wenn Leichen beispielsweise bei der Körperhöhleneröffnung fruchtig-aromatisch riechen, ist das ein Hinweis auf eine Alkoholisierung. Bei Nierenversagen riechen die Körper deutlich urämisch, also nach einer Harnvergiftung.

Manchmal strömen Leichen aber auch einen ganz anderen Geruch aus.

»Hier ist es, ich kann es riechen!« Meine Stimme klingt ausnahmsweise laut und aufgeregt. Es ist aber auch keine alltägliche Situation, in der ich mich gerade befinde. Es riecht verbrannt, verkohlt, deutlich nach Benzin – und dennoch auf jeden Fall auch faulig, nach Leiche. Hier muss sie irgendwo sein, die verschwundene Frau. Mit meinen Blicken suche ich das große Loch ab, das sechs Polizisten in der vergangenen halben Stunde mühsam in den lehmigen Berliner Erdboden gegraben haben. Noch ist nichts zu erkennen, wir sehen nur Sand, Lehm, Steine, Scherben. Aber der beißende Geruch weist uns unmissverständlich den Weg.

Es ist Ende Dezember 2015, ein eiskalter Winternachmittag. Seit über drei Monaten fehlt von der 51-jährigen Marianne F. jede Spur. Ist sie tot? Wurde sie verscharrt – hier am Rande eines Berliner Kiessees? Schon eine ganze Weile stehen wir frierend zwischen verlassener Badestelle, vertrocknetem Schilf und schmalem Fußweg, auf dem sich sonst nur vereinzelte Spaziergänger gegenseitig zunicken. Vorsichtig graben wir auf dem schrägen Uferstück weiter – bis tatsächlich die ersten Fetzen von Kleidung und die Rundung eines Schädels zum Vorschein kommen. Dann halten wir inne. Und nun? Mit Schaufeln können wir das Opfer beziehungsweise das, was von ihm noch übrig ist, auf keinen Fall bergen, ohne den Leichnam weiter zu beschädigen. Der lehmige Boden lässt sich kaum abtragen, wir würden riskieren, mögliche Spuren und Hinweise zu zerstören. Meine Nase hat mich nicht getäuscht, aber für unser weiteres Vorgehen brauchen wir jetzt erst einmal eine zündende Idee. Zwar haben Rechtsmediziner durchaus Erfahrung mit Exhumierungen, aber normalerweise werden die von der Staatsanwaltschaft angeordnet und dann ganz professionell mit kleiner Mannschaft zwischen zwei und fünf Uhr morgens auf einem Friedhof durchgeführt. Die Uhrzeit dient dazu, die Nerven der Bevölkerung zu schonen. Dass wir im freien Gelände am helllichten Tag große Löcher graben, kommt also sehr selten vor.

Rückblick: Herbst 2015. Tausende, Zehntausende, Hunderttausende Flüchtlinge kommen über Nacht in Deutschland an; das ganze Land steht kopf: »Refugees welcome!« An den Bahnhöfen versammeln sich Freiwillige, die die Geflüchteten mit Essen und Kleidung und die Kinder aus Syrien und Afghanistan mit Spielzeug beschenken. Die Turnhallen vieler Schulen dienen als Notunterkünfte. Wir bekommen den Andrang in der Rechtsmedizin hautnah mit, denn fast direkt neben unserem Institut befindet sich das LaGeSo, das Berliner Landesamt für Gesundheit und Soziales, wo die Menschen registriert werden. Eine völlig neue Situation auf dem ansonsten eher beschaulichen Gelände in Moabit, auf dem auch wir unsere Räumlichkeiten haben.

Von all der Aufregung ist im Leben von Marianne F. wenig zu spüren. Dabei lebt auch die Frührentnerin gleich hier um die Ecke, in einer bescheidenen Wohnung in Berlin-Mitte. Buchstäblich am Puls der Zeit also – aber Politik interessiert sie nicht sonderlich. Sie hat mit sich selbst genug zu tun. Immer wieder hat sie in der Vergangenheit mit Tablettenabhängigkeit und Depressionen gekämpft; zurzeit ist sie allerdings wohlauf. Mit einigen ihrer Nachbarn pflegt sie ein freundschaftliches Verhältnis, auch zu ihrer Schwester hält sie Kontakt. Manchmal geht sie putzen, ansonsten bessert sie ihre kleine Rente mit Flohmarktbesuchen auf. Gerade erst hat sie gemeinsam mit Chris und Susy bei einer Bekannten in Steglitz eine Markise abgeholt. Die soll beim nächsten Flohmarkt verkauft werden. Doch dazu ist es bisher nicht gekommen – denn Marianne ist auf einmal verschwunden.

Bekannt ist die Frührentnerin in ihrem Umfeld für die Zettelchen und Briefchen, die sie so gerne schreibt. Zum Geburtstag gibt es für Freunde stets eine Grußbotschaft per Postkarte; im Alltag wirft sie ihren Nachbarinnen oft kleine Mitteilungen in den Briefkasten. Komisch: Solche Zettel schreibt Marianne immer noch, aber persönlich gesehen hat sie schon seit einigen Wochen niemand mehr. Nur Susy geht in Mariannes Wohnung regelmäßig ein und aus, hört den Anrufbeantworter ab, leert den Briefkasten. »Marianne ist zur Reha gefahren. Sie bleibt ein paar Wochen weg ...« Das antwortet die 46-Jährige allen, die nach Marianne fragen.

Im Oktober wächst bei Mariannes Schwester das Misstrauen. Wochenlang kein richtiges Lebenszeichen, das sieht ihr gar nicht ähnlich. Zusammen mit einer anderen Bekannten gibt sie eine Vermisstenanzeige bei der Berliner Polizei auf. Die Beamten nehmen das durchaus ernst, brechen Ende Oktober sogar die Wohnungstür von Mariannes Wohnung auf. Doch hinter der Tür: nichts. Vollgestellte Zimmer zwar, viel Flohmarktkrempel, etliche alte Fahrräder, aber keinerlei Anzeichen für ein Verbrechen. Vielleicht stimmt die Geschichte mit der Reha ja doch. Und außerdem: Die Frau ist erwachsen, sie kann sich aufhalten, wo sie will.

Kurze Zeit später kommen, wie zum Beweis, mehrere Postkarten in Berlin an. Alle aus Hamburg. Marianne schreibt an Freunde und Nachbarinnen, dass es ihr gut gehe, dass sie aber noch eine Weile verreist bleibe. Merkwürdig nur, dass ihre Handschrift ein bisschen anders aussieht als sonst. Und statt ihre Nachrichten wie gewohnt mit »vielen lieben Grüßen« zu beenden, schreibt sie nun einfach nur »MfG«. Nicht nur ihren Freunden, sondern auch den Ermittlern kommt das zunehmend verdächtig vor. Doch trotz intensiver Suche fehlt von Marianne jede Spur – und jeder Hinweis, wer etwas mit ihrem Verschwinden zu tun haben könnte.

Dass Verwandte und Nachbarn so nachdrücklich fragen und nachforschen, ist nicht selbstverständlich. Immer wieder liegen die Leichen von Menschen auf unseren Sektionstischen, die jahrelang niemand vermisst hat und in deren Wohnungen oder Häusern niemand nachgesehen hat, ob es ihnen gut geht. Besonders skurril war ein Fall, den vor vielen Jahren einer meiner Kollegen untersuchte: Auch hier war ein älterer Mann plötzlich verschwunden. Vier Jahre lang waren Freunde, Nachbarn, Angehörige überzeugt, der Rentner sei »im Urlaub«. Wie es zu diesem Gerücht gekommen war – keine Ahnung. Auch als der Briefkasten immer wieder überquoll, sodass einer der Nachbarn die Briefe schließlich mit der Hand herausfischte und in Säcke im Keller stopfte, ging niemand zur Polizei. Wieso auch: »Der ist doch im Urlaub.« Die ganze Zeit lag der Mann tot in seiner Wohnung. Die Rentenzahlung kam pünktlich jeden Monat, die Raten für Gas, Wasser und Strom wurden stets per Dauerauftrag automatisch abgebucht. Dass er schließlich gefunden wurde, ist ausgerechnet dem deutschen Eichgesetz zu verdanken. Dieses Gesetz, über dessen Sinnhaftigkeit man sicher streiten kann, verlangt, dass Wasseruhren in Verbraucherhaushalten alle vier Jahre gegen neue ausgetauscht werden müssen. Weil auch die Wasseruhr in der Wohnung des Verstorbenen turnusmäßig gewechselt werden musste, bekam der Mann eine schriftliche Nachricht mit Terminvorschlägen von den Wasserwerken. Vergeblich, er reagierte nicht. Auf Nachfrage der Wasserwerksmitarbeiter, wo der Mieter von nebenan denn sei, antwortete der Nachbar: »Der ist im Urlaub.« Als die Wasserwerker beim nächsten Versuch – vier Jahre später – dieselbe Antwort bekamen, verschafften sie sich mit der Polizei Zutritt zu der Wohnung. Dort wurden sie dann von einer Mumie empfangen.

Ob und wie sich ein menschlicher Körper nach dem Tod zersetzt, hängt stark von der Umgebungstemperatur ab. Ist die Luftfeuchtigkeit relativ hoch, faulen Leichen binnen weniger Tage. Ist es dagegen warm, und es weht ein konstantes Lüftchen – weil beispielsweise die Fenster auf Durchzug stehen –, kann eine Leiche auch einfach eintrocknen. Nach ein paar Monaten nimmt man im Haus dann keinen Geruch mehr wahr.

Aus allen deutschen Großstädten kenne ich solche Geschichten. Rechtsmedizin-Kollegen aus Hamburg etwa haben kürzlich den Fall eines Mannes veröffentlicht, der 13 Jahre lang unbemerkt in seiner Wohnung lag. In Mecklenburg-Vorpommern fand man einen Verstorbenen nach 25 Jahren auf einem Dachboden. In einem anderen Fall aus Hamburg saß jemand fünf Jahre lang als Skelett in seinem Fernsehsessel. Erst im fünften Sommer fiel den Nachbarn auf, dass in der Wohnung nebenan schon sehr lange durchgehend die Weihnachtsbeleuchtung im Fenster brannte.

Im Fall von Marianne F. war das anders. Es gab früh einen Verdacht, und es gab in den Herbstmonaten 2015 immer weitere Hinweise, dass etwas nicht in Ordnung war. Zweimal hatte es im Oktober und November Kontobewegungen auf Mariannes Konto gegeben. Einmal überwies sie ihrer Bekannten Susy 200 Euro, ein anderes Mal bekam eine Bekannte eine ähnlich hohe Summe. Beides äußerst ungewöhnlich; Marianne bedachte die beiden sonst nie mit Geldzuwendungen. Doch noch immer trudelten gelegentlich Nachrichten der Frührentnerin ein. Der Polizeibeamtin, die mit der Vermisstenanzeige betraut war, schrieb sie sogar unaufgefordert eine E-Mail: »Ich bin unterwegs, alles in Ordnung.« Absender: Marianne.F@gmx.de. Bisher hatte die Verschwundene allerdings nie diese E-Mail-Adresse benutzt.

Wenn Verbrecher schlau wären, würden sie keine Verbrechen begehen – vor allem keine Tötungsdelikte. Bei solchen Kapitaldelikten liegt die Aufklärungsquote bei fast 100 Prozent. Die Mordkommission kriegt eigentlich jeden. Seit vielen Jahren erlebe ich, wie akribisch und hartnäckig die Beamtinnen und Beamten ihre Arbeit machen. Oder anders gesagt: Diese Teams möchte man als Täter nicht am Hals haben, sie lassen nicht locker. Niemals. Bei einem begründeten Verdacht beißen sie sich richtiggehend fest. Und es sind äußerst kluge, strategisch denkende Leute mit vielfältigen technischen und personellen Möglichkeiten.

Auch im Herbst 2015 geht – trotz absoluter politischer und gesellschaftlicher Ausnahmesituation in Deutschland – der Fall von Marianne F. keineswegs in irgendwelchen Aktenbergen unter. Im Gegenteil: Die Polizei ermittelt wochenlang in alle Richtungen. Immer mehr erhärtet sich der Verdacht, dass Marianne nicht mehr am Leben ist. Aber wo ist die Leiche? Und hat das Paar, Chris und Susy, etwas mit der Sache zu tun? Hat es nach der Aktion mit der Markise möglicherweise Streit zwischen den dreien gegeben? Susy ist polizeilich kein unbeschriebenes Blatt: Die

Frau mit dem aggressiv-männlichen Auftreten hat schon mehrere Verurteilungen wegen Diebstahls, Hehlerei und Körperverletzung hinter sich.

Ende November 2015 öffnet die Polizei erneut die Wohnung von Marianne F. Diesmal haben die Beamten einen Leichenspürhund dabei, der sofort anschlägt. Trotzdem findet sich kein Leichnam. Aber mithilfe eines fluoreszierenden Mittels können die Ermittler Blutspuren sichtbar machen. Oberflächlich ist die Wohnung blitzblank geputzt, aber im Schein der Schwarzlichtlampe wird klar, dass es hier kürzlich ein gewaltiges Blutbad gegeben haben muss. Überall leuchtet es grell auf: auf dem Fußboden, in der Badewanne, im Waschbecken. Nach einem DNA-Abgleich ist es wenige Tage später amtlich, was alle längst vermuten: Das Blut stammt von der verschwundenen Marianne.

Mitte Dezember wird das Pärchen verhaftet und verhört. Die Auswertung ihrer Handydaten hatte gezeigt: Chris und Susy waren nicht nur am Tag von Mariannes Verschwinden in der Wohnung, sondern auch mehrfach in den Tagen danach. Außerdem haben sie sich Ende September 2015 einmal mitten in der Nacht stundenlang in der Nähe des Kiessees aufgehalten. Haben sie Mariannes Leiche weggeschafft? Im beschlagnahmten Haushaltsbuch von Susy – das Paar führt eine sehr ordentliche Liste über seine Ausgaben – findet sich Ende September der Eintrag: »Kanister/Benzin – 7,50 Euro«. Schließlich knickt Susy im Verhör ein, ja, sie habe Mariannes Leiche zerlegt und verbrannt. Aber mit dem Tod selbst habe weder sie noch Freund Chris etwas zu tun. Wirklich nicht!

»Wo ist die Leiche?«

»Am Kiessee.«

Mittlerweile ist es Weihnachten, aber die Mordkommission will keine Zeit verlieren. Sofort wird eine Suchaktion rund um den Kiessee gestartet. Leider ergebnislos, nur ein paar abgenagte T-Bone-Steaks, liegen geblieben nach Sommergrillfesten, und halb verrottete Wildschweinknochen tragen die Beamten zu mir ins Institut. Ich schüttele immer wieder den Kopf: »Stammt nicht von einem Menschen.«

Erst nach den Feiertagen erklärt sich Susy bereit, der Polizei noch genauere geografische Hinweise zu geben. In Handschellen wird sie mit einem Gefangenentransporter zum See gefahren. Schließlich deutet sie auf eine abschüssige Fläche circa fünf Meter vom Ufer entfernt. »Hier müssen Sie graben.« Kaum vorstellbar – an einer Stelle, wo jeden Tag Dutzende Menschen mit ihren Hunden vorbeigehen? Auch während wir dort stehen, spaziert ein Mann mit seinem Hund an uns vorbei. Der Hund hebt nicht einmal die Nase. Wir schauen uns skeptisch an. Aber überprüft werden muss die Angabe natürlich. Polizisten führen die Verdächtige wieder ab und holen Schaufeln aus dem Auto.

Und nun stehen wir hier, vor unserem großen Lehmloch. Zwei Gehwegplatten sind in etwa 50 Zentimeter Tiefe bereits zum Vorschein gekommen, drum herum ein Haufen Glasscherben. Beides sollte wohl buddelnde Tiere fernhalten.

Die Gegend rund um den See ist ein Naturschutzgebiet. Ich kenne den Ort gut, war selbst manchmal dort, die kleinen Badestellen im Schilfgürtel sind im Sommer ziemlich idyllisch. FKK-Fans tummeln sich hier, und ein Stück weiter steht sogar eine Currywurstbude. Typisch Berlin eben. Doch an diesem eisigen Wintertag ist von der unbeschwerten Sommerlaune nichts zu spüren. Seit drei Monaten liegt hier vielleicht ein verkohltes Häuflein Mensch im Boden, halb zersetzt, möglicherweise brutal ermordet. Die Mordkommission braucht jetzt Beweise.

Im Kreis stehen wir um das Fundloch und denken gemeinsam laut nach. Theoretisch könnten wir wie Archäologen vorgehen und die Knochen und Kleidungsstücke zum Beispiel mit feinen Pinseln freilegen. Doch das würde vermutlich Tage oder sogar Wochen dauern. Keine Option. Ich trete gedanklich einen Schritt zurück und lasse die Szenerie auf mich wirken: das tiefe Loch im Lehmboden, den abfallenden Hang zum Seeufer, das Wasser, das dunkel und ruhig daliegt. »Ich hab's«, rufe ich. »Wir kärchern sie raus!«

So sieht der Plan aus: Wir heben einen schmalen

Graben vom Fundloch durch den abfallenden Hang bis zum Seeufer aus, das werden etwa sechs bis acht Meter sein. Am unteren Ende des Grabens wird ein Sieb eingesetzt. Wir fluten die Grube mit Seewasser, das dann samt Erde weiter in den abschüssigen Graben zurück in den See fließt – so wollen wir die Leichenreste nach und nach frei spülen. Verloren gehen kann dank Sieb nichts.

Der Chef der Mordkommission nickt zustimmend. »Okay, können wir versuchen.« Auch die Kollegen der Spurensicherung sind einverstanden. Nach drei Monaten Liegezeit, mit zerhackten und verbrannten Leichenteilen machen sie sich ohnehin keine großen Hoffnungen mehr auf Täter-DNA oder Fingerabdrücke. Kurze Zeit später rückt die Feuerwehr an, bereit, die Idee in die Tat umzusetzen. Klitzekleine Hürde: Die Einsatzkräfte haben zunächst keine Tauchpumpe dabei. Diese Geräte gehören eher zur Standardausrüstung von Dorf-Feuerwehren, die mit Löschteichwasser arbeiten. Aber auch dieses Problem kriegen wir gelöst. Die Tauchpumpe wird angefordert und vorbeigebracht – los geht's. Als alter Rettungsdienstler lasse ich es mir natürlich nicht nehmen, selbst den C-Schlauch zu halten.

Die spontan improvisierte Methode ist ein voller Erfolg. Bald schon sehen wir, wie Mariannes Leiche zugerichtet worden ist:

»Die Skelettteile liegen aufgetürmt wie auf einem

Teppich aus schwärzlich verbrannten Kohlestücken.
Es handelt sich im Einzelnen um einen menschlichen
Schädel, der deutliche Brandspuren aufweist, Teile der
oberen Brustwirbelsäule mit daran anhängendem rech-
ten Schulterblatt, ferner Bestandteile des knöchernen
Beckens sowie textile Stofffetzen und einen verbrannten
grauen Müllsack, ferner zahlreiche kleinere, schwarz
verkohlte Knochenreste, u.a. Rippen.«

So steht es später in meinem Fundortbericht.
Arme und Beine bleiben verschwunden, ich vermute,
sie sind in den Flammen verkohlt und sozusagen
zerbröselt. Ungewöhnlich wäre das nicht, Rumpf,
Becken und Schädel halten großer Hitze erfahrungsgemäß länger stand als die Extremitäten. Zum An-
zünden der Leichenteile wurden offenbar Europa-
letten benutzt, jedenfalls finden wir entsprechende
Nägel und Holzreste.

Bis 22 Uhr abends spülen wir, wühlen im Schlamm,
suchen nach weiteren Knochen, Zähnen, Hautresten,
fauligen Organen, zupfen Fetzen von Kleidung und
Plastikbeuteln aus dem Loch heraus. Am Ende passt
alles, was wir finden, in zwei Tüten. Die schaffen wir
schließlich ins Fahrzeug der Gerichtsmedizin. Auch
für die Überreste brauchen wir einen Leichenwagen.

Auf dem Obduktionstisch findet am nächsten
Morgen ein Puzzle statt: Einige Zähne im Unter-
kiefer sind erhalten, die Füllungen werden helfen,
Marianne F. anhand der Unterlagen ihres Zahnarztes

zweifelsfrei zu identifizieren. Auch die zerfetzten und brandgezehrten Kleidungsstücke schauen wir uns genau an, vielleicht finden sich Defekte – zum Beispiel durch Messerstiche. Die Reste von T-Shirt und Unterhemd der Toten sind aber leider keine große Hilfe. Sollte Marianne F. in bekleidetem Zustand erstochen worden sein, hätten wir an den beiden Oberteilen theoretisch Einstichlöcher finden können. Doch die Textilien sind durch große Brandlöcher fast vollständig zerstört.

Noch immer streitet Susy alles außer der Verbrennung und Leichenbeseitigung vehement ab; ihr Freund Chris hat sich entschieden, komplett zu schweigen. Das ist sein gutes Recht. Immerhin hat Susy nun eine neue Geschichte für die Ermittler parat: Angeblich soll es eine Bekannte namens »Karola« geben, mit der Marianne Streit hatte. Nur kennt niemand in Mariannes Umfeld eine »Karola«. Und niemand hat Marianne je mit einer »Karola« gesehen. Auch Susy bleibt in ihren Ausführungen bezüglich der ominösen Täterin seltsam vage. Nachname? »Weiß ich nicht.« Wohnhaft? »Keine Ahnung.« Irgendwie erreichbar? »Nein.«

Die Polizei hat nun zwar die Gewissheit, dass die Frührentnerin tot ist – aber noch immer keinerlei Anhaltspunkte, wie sie zu Tode gekommen sein könnte und ob das Pärchen, das seit Mitte Dezember in Untersuchungshaft sitzt, die Tat begangen hat.

Alle Hoffnungen ruhen jetzt auf der Obduktion. Genauer gesagt: auf dem Schädel, dem am besten erhaltenen Körperteil. Wird er uns helfen, das mutmaßliche Delikt aufzuklären?

Tatsächlich, da ist etwas zu erkennen:

»Der knöcherne Schädel liegt separat vor, die Kopfschwarte ist lediglich im rechten seitlichen und hinteren Bereich erhalten, riecht nach Benzin und ist lehmig-erdig verschmutzt. [...] In den Resten der noch vorhandenen Kopfschwarte findet sich im rechten hinteren Bereich etwa 2 cm oberhalb des rechten Ohres auf Höhe einer gedachten Hutkrempenlinie eine schräge, etwa 3 cm messende, grobfetzig begrenzte Riss-Quetschwunde. [...] Die Reste der noch vorhandenen Kopfschwarte werden von der Schädeldecke inklusive der angesprochenen Riss-Quetschwunde abpräpariert: Die Riss-Quetschwunde durchsetzt die Kopfschwarte komplett bis auf den Schädelknochen. In der Umgebung des Defektes lässt sich innenseitig eine zarte, etwa 4 × 4 cm große, im Wesentlichen ungeformte, dünnschichtige Einblutung abgrenzen.«

Eine Kopfverletzung! Für einen Laien klingt der Fall damit so gut wie gelöst. Tathergang: Streit, Schlag, Sturz. Tod. Alle bei den Ermittlungen gesammelten Indizien hatten ja ohnehin in diese Richtung gezeigt. Und jetzt kommt noch dieser Befund am Schädel hinzu. Das Bild scheint endlich vollständig zu sein!

Leider muss ich sämtliche Hoffnungen enttäu-

schen. Denn einen Schädelbruch oder eine Hirnblutung hat die Tote nicht.

*»Das Hirn ist in der Schädelhöhle befindlich, es füllt
diese nicht mehr komplett aus, ist deutlich geschrumpft,
hitzefixiert und verhärtet, dabei deutlich fäulnisverändert. Das Hirn wird lamelliert: Mark und Rinde lassen sich noch abgrenzen, Hirnkammerwassersystem und
Hirngrundschlagadern sind hingegen nicht mehr sicher
beurteilbar. Keine Blutauflagerungen auf dem Hirn abgrenzbar, ebenso kein Anhalt für relevante Schädelin-
nenraumblutungen. Nirgends Knoten oder Herde.«*

Die große Platzwunde, die wir zwischen den Resten von Marianne F.s Haaren gefunden haben, sieht
zwar oberflächlich recht eindrucksvoll aus, war aber
für sich genommen definitiv nicht tödlich. Zumal
der Schädelknochen darunter unversehrt war. Zwar
kann man auch ohne gebrochenen Schädel an einer
Hirnblutung sterben, etwa, wenn das Gehirn durch
einen Schlag stark erschüttert wird und anfängt zu
bluten, doch dann hätten wir eine Schädelinnen-
raumblutung finden müssen. Haben wir aber nicht.

Was wir fanden, war eine frische Einblutung in die
Kopfschwarte, das heißt, die Platzwunde hat sich die
Frau zu Lebzeiten zugezogen. Aus der Einblutung
wäre vermutlich ein blauer Fleck geworden, aus der
Riss-Quetschwunde eine große Narbe. Aber, noch
mal: Daran stirbt man nicht. Es sei denn, man verblutet aus einer solchen Kopfschwartenverletzung

nach außen. Theoretisch ist das möglich, aber eher unwahrscheinlich. Selbst wenn wir eine sogenannte »epidurale« (das heißt: über der harten Hirnhaut gelegenen) Blutansammlung im Schädelinneren gefunden hätten, hätte das in diesem Fall auch nichts bewiesen. Was meist ein sicheres Zeichen von tödlicher stumpfer Gewalteinwirkung gegen den Kopf ist, kann bei einem Verbrennen des Leichnams nämlich auch postmortal – nach dem Tod – entstehen: Wenn ein Schädel großer Hitze ausgesetzt wird, können die Gefäße in der harten Hirnhaut reißen, und es kann ebenfalls zu einer solchen Blutansammlung kommen. Man nennt es dann ein »epidurales Brandhämatom«. Es bleibt also nur die Kopfverletzung. Was sagt sie uns jetzt über den Hergang der mutmaßlichen Tat?

Erste Möglichkeit: Diese Verletzung stammt von einem heftigen Schlag auf den Kopf von Marianne F., beispielsweise während eines heftigen und am Ende auch tödlichen Angriffs.

Die Kopfverletzung kann aber ebenso – zweite Möglichkeit – von einem unglücklichen Sturz, Stichwort Hutkrempe, nach einem Schubsen, Anrempeln oder während einer Schlägerei stammen.

Oder, dritte Möglichkeit, Marianne F. ist gänzlich ohne fremdes Zutun in ihrer rumpeligen Wohnung gestürzt und hat sich dabei den Kopf blutig gestoßen. (Diese Variante gefällt der Verdächtigen Susy später so gut, dass sie sich schließlich darauf festlegt.)

Vierte Möglichkeit: Die Verletzung stammt von einem Sturz, der ganz andere Ursachen hatte, beispielsweise einen Herzinfarkt. Da Herz und Hirn nur noch sehr eingeschränkt beurteilbar und stark fäulnisverändert sind, können wir auch das nicht ausschließen.

Kurzum: Wir haben den Leichnam (zumindest teilweise) vor uns und wissen dennoch – nichts. Auch das ist nicht selten in der Rechtsmedizin. Man hat in manchen Fällen ein Gefühl, vielleicht sogar einen starken Verdacht, aber beides kann ich natürlich nur als Privatperson äußern, nicht als Gutachter. Als Sachverständiger bleibe ich bei den Fakten. *»Zu Todesursache und Todesart können auch nach der Sektion keine Angaben gemacht werden. Todesursache: unklar. Todesart: ungewiss«*, schreibe ich in mein Gutachten für das Gericht.

Dass das der Staatsanwaltschaft nicht gefällt, überrascht mich nicht. Aber die mehrdeutigen Befunde lassen mir keine Wahl. Susy wird trotzdem verurteilt, aber längst nicht zu einer so hohen Haftstrafe, als wenn man ihr und ihrem Freund zweifelsfrei einen Mord oder Totschlag hätte nachweisen können.

Woran ist Marianne F. nun gestorben? Ich tippe auf Erstechen im Streit, kann es allerdings bis heute nicht beweisen.

Aber ihre Exhumierung am Ufer des Sees war definitiv filmreif.

11 DIE REANIMATION

Als Anna P. an einem Dienstag im November den Eingangsbereich eines Krankenhauses im Berliner Norden betritt, ist sie 35 Jahre alt, verheiratet, Mutter einer vierjährigen Tochter, schlank, kerngesund. Sie kommt freiwillig in die Klinik; ihre angeborene Unterkieferfehlstellung soll sechs Wochen vor Weihnachten noch operiert werden. Zu dem Eingriff hat ihr ihre Zahnärztin geraten: Schiefe Zähne sind nicht nur ein kosmetisches Problem, sie können auf Dauer auch zu Kopfschmerzen führen oder zu frühem Zahnausfall.

Ein »elektive« Operation nennen wir das: Wenn man zu einem Eingriff antritt, der nicht zwingend zu einem bestimmten Zeitpunkt nötig ist. Dieser Zeitpunkt ist relativ frei wählbar – kein Notfall, kein Blaulicht. Ich habe mir selbst vor einigen Jahren die Nasenscheidewand richten lassen, und mit 30 Jahren wurden mir die Mandeln entfernt, weil ich die Halsentzündungen im Herbst und Winter leid war.

Auch wenn die Kieferfehlstellung keine schlimme Erkrankung darstellt und ihr Leben kaum beeinträchtigt, ist es natürlich Anna P.s gutes Recht, sich für ein besseres Gebiss in die Hände der MKGler – der Mund-Kiefer-Gesichtschirurgen – zu begeben. Genauso, wie es jedem Menschen meiner Meinung nach freisteht, sich Nase, Brüste oder was auch immer verschönern zu lassen. (Und das sage ich nicht, weil einer meiner besten Freunde, der früher mit mir Rettungswagen fuhr, heute ein erfolgreicher Plastischer Chirurg ist.)

Und die MKGler enttäuschen die in sie gesetzten Erwartungen der jungen Mutter nicht: Sie sägen in einer mehrstündigen Operation Anna P. rechts und links die knöchernen Unterkieferäste durch, ziehen das Kinn so um fünf Millimeter nach vorne und setzen der Patientin unterhalb der Backenzähne Metallplatten und Schrauben in den Kiefer, damit die Knochen dort neu zusammenwachsen. Die OP gelingt komplikationslos.

Mittwoch, nächster Tag. Anna P.s Gesicht ist zwar stark geschwollen, aber sie ist nach der Narkose nun wieder bei Bewusstsein und hat das Schlimmste eigentlich hinter sich. Man hat ihr eine Art Zahnspange verpasst und Ober- und Unterkiefer fest miteinander verdrahtet. Die Patientin kann dementsprechend ihren Mund nicht öffnen, aber das ist durchaus so gewollt. Der frisch operierte Unterkiefer soll in den ersten Tagen keinerlei Bewegung ausgesetzt sein.

Am Nachmittag fühlt die Patientin sich plötzlich nicht gut, sie hat das Gefühl, schlecht Luft zu bekommen. Sie hat Angst. Die Ärzte, die sich gerade in ihrem Zimmer aufhalten und mit Anna P. Schluckübungen machen wollen, nehmen das sofort ernst. Es könnte ja sein, dass die Schwellungen in der Mundhöhle sowie Speichel und Schleim im Rachen das Atmen erschweren. Mithilfe eines Absaugkatheters, der in etwa so dick ist wie ein Computerkabel, wird der Frau der Rachen gereinigt, durch die fest miteinander verbundenen Zahnreihen hindurch.

Was dann genau passiert, bleibt in den kommenden drei Jahren – so lange wird die juristische Auseinandersetzung dauern – trotz seitenlanger Anwaltsschreiben und etlicher ärztlicher Gutachten nebulös. Dokumentiert hat das Klinikpersonal jedenfalls kaum etwas von dem, was sich zwischen 16:05 Uhr und 16:48 Uhr abspielt. Das wahrscheinlichste Szenario sieht meines Erachtens so aus: Während der Patientin ein Absaugkatheter in den Hals eingeführt wird, wird höchstwahrscheinlich ein mechanischer Vagusreiz gesetzt. Der »Nervus vagus«, der zehnte Hirnnerv, steuert unter anderem Herzschlag und Blutdruck. Er sitzt seitlich im Rachen, jeweils rechts und links hinter der Rachenwand. Grob gesagt verbindet unter anderem dieser Nerv den Kopf mit dem Brustkorb, also das Hirn mit dem Thorax und mit allem, was sich in ihm befindet. Eine mechanische Reizung des Vagus kann schnell lebensgefährlich werden, denn es führt dazu, dass Herz und Lunge »denken«, dass das Gehirn ihnen »sofortigen Stillstand!« funkt.

Jedenfalls erleidet Anna P. um kurz nach 16 Uhr an diesem Nachmittag – 24 Stunden nach der Operation, die reibungslos verlaufen ist – plötzlich in ihrem Bett auf der MKG-Station einen Herz-Kreislauf-Stillstand.

Gerade Linie auf dem EKG-Monitor, der ihren Herzschlag überwacht.

Kein Ausschlag mehr auf der Herzstromkurve, kein messbarer Blutdruck mehr, die Sauerstoffsättigung fällt rapide.

Laute, durchdringende Warngeräusche aus den Überwachungsgeräten am Krankenbett.

Piiiiiiiiiieeeeeep. Wie im Film.

Notfall-Modus.

Hektik.

Aber auch, bei aller Dramatik des Augenblicks, immer noch ein ganz normaler Zwischenfall auf einer Station. Ein Herzstillstand im Krankenhaus – das kann passieren. Zum Glück hat die Frau die allerbesten Voraussetzungen: Sie ist jung, gesund, nicht allein. Um sie herum stehen vier ausgebildete Mediziner. Geräte sind vorhanden, Medikamente, Pflegepersonal. Sofort beginnt die Reanimation. Erst einmal, zwingend notwendig in einer solchen Situation, starten die Ärzte mit der Herzdruckmassage. So soll das Blut weiterhin im Körper verteilt werden. Der zweite, ebenso wichtige Schritt: Das Blut muss mit Sauerstoff angereichert werden, damit alle Organe weiterleben können.

Doch wie bekommt man frischen Sauerstoff in den Mund einer Patientin, deren Kiefer miteinander verdrahtet sind? Einfache Antwort: Man schneidet die Drähte der Zahnspange durch, um freien Zugang zur Mundhöhle und damit auch zur Luftröhre zu haben. So kann man optimalerweise einen Schlauch durch den Kehlkopf in die Luftröhre einlegen (»intubieren«). Denn natürlich ist Anna P. nicht der erste Mensch, der nach einer MKG-Operation reanimiert werden muss. Deshalb hängt man diesen Patienten einen Seitenschneider an einer Kette um den Hals – falls Ärzte oder Pflegekräfte die Mundhöhle schnell zugänglich machen müssen. Dann reicht ein Griff, und man hat das passende Werkzeug zur Hand. Auf einen plötzlichen Herz-Kreislauf-Stillstand ist man, wie gesagt, in einer Klinik jederzeit vorbereitet und sorgt entsprechend vor.

Normalerweise.

Bei Anna P. allerdings fehlt das Schneidegerät. An ihrem Hals baumelt nichts. Kein Problem. Kann ja mal passieren. Ist lösbar.

Dazu muss man wissen, dass es unter Anästhesisten eine gängige Weisheit gibt. Sie lautet: »Es ist noch niemand daran gestorben, dass er nicht intubiert wurde. Es sind allerdings schon viele Patienten daran gestorben, dass sie nicht beatmet wurden.« Wo der Unterschied liegt? Ganz einfach: Beatmet werden kann ein Mensch auch mit einer einfachen Maske, die man über den Mund legt und dann mithilfe eines Beutels Luft in die Mundhöhle drückt. Das geht nicht immer sonderlich gut, ist aber grundsätzlich möglich.

Besser wäre natürlich die klassische »endotracheale Intubation«. Dazu braucht es ein simples Intubationsbesteck, eine Art kleiner Metallhacke, die man dem Patienten vorsichtig in den Mund schiebt. Man hebt damit die Zunge an, sieht dann den Kehlkopf und führt dort den Schlauch hindurch in die Luftröhre. Ich selbst habe das im Rettungsdienst Dutzende Male gemacht. Der Sauerstoff gelangt direkt in die Lunge, die Zunge kann die Luftzufuhr nicht behindern: perfekt. Deshalb gilt die endotracheale Intubation immer noch als die sicherste Methode, um einen Menschen kontrolliert und sicher künstlich zu beatmen.

Doch Anna P.s verschlossener und nach der OP angeschwollener Mund lässt sich auf die Schnelle nicht öffnen und macht diese Handgriffe somit unmöglich. Auf die alternative Möglichkeit der Beutel-Masken-Beatmung scheint in dieser Notfallsituation niemand zu kommen. Oder sie wird wegen der Kieferschwellungen sofort wieder verworfen.

Jedenfalls entscheiden sich die anwesenden Ärzte – es sind insgesamt vier – offenbar sofort für die maximalinvasive Variante: einen Luftröhrenschnitt, also die notfallmäßige Öffnung der Luftröhre, um einen Beatmungsschlauch direkt durch ein kleines Loch im Hals dort platzieren zu können. Zwei Stellen am Hals eignen sich für den Luftröhrenschnitt. Eine liegt direkt auf dem Kehlkopf zwischen Schild- und Ringknorpel; ihr lateinischer Name lautet »Ligamentum cricothyroideum« oder auch »Ligamentum conicum«. Diese Stelle ist deshalb so ideal, weil dort keine Blutgefäße verlaufen, die man verletzen könnte, wenn eine solche »Koniotomie« durchgeführt wird. Dort haben Militärärzte oder Kapitäne auf hoher See auch schon mit Bleistiften hineingestochen, um das Leben eines Soldaten oder Matrosen zu retten. Anatomisch ist man auf der sicheren Seite: Man kann die Stelle erstens kaum verfehlen und zweitens auch keine relevant blutenden Verletzungen verursachen. Deshalb wird das Wissen um dieses Verfahren heute immer noch an Soldaten und Rettungssanitäter vermittelt und praktisch geübt. Man muss sich zwar kurz überwinden, ein Loch mitten in den Hals eines anderen Menschen hineinzustechen, aber nach einer kleinen Einweisung kann das (jedenfalls theoretisch) jeder.

Für Anna P. wäre ein solches Beatmungsloch am Kehlkopf sicherlich eine gute Maßnahme gewesen. Doch die Ärzte wählen (weil der Hals der Patientin gedrungen und von der Kiefer-OP ebenfalls noch angeschwollen ist?) die zweite, deutlich kompliziertere Variante des Luftröhrenschnitts: die »Tracheotomie«. Hierbei wird ein Schnitt etwas oberhalb der beiden Schlüsselbeinknochen gemacht. Manchmal sieht man Menschen, die diese charakteristische schmale Narbe am Halsansatz haben.

Sich in einer Notfallsituation für eine solche Tracheotomie zu entscheiden, ist medizinisch sehr ungewöhnlich, denn der Schnitt ist für sich genommen schon eine kleine Operation, und dort können Blutgefäße verletzt werden. Normalerweise öffnet man die Luftröhre an dieser Stelle nur dann, wenn Patienten über längere Zeit künstlich beatmet werden müssen, etwa während einer schweren Covid-19-Infektion. Die endotracheale Intubation, also die Beatmung über einen durch den Mund in die Luftröhre eingelegten Beatmungsschlauch, führt über einen längeren Zeitraum nämlich zu Problemen – beispielsweise Schleimhautschäden mit Erweichung der Luftröhre. Deshalb geht man in der Klinik nach einigen Tagen von der endotrachealen Intubation zur Tracheotomie über. Aber nicht während einer Reanimation, bei der es um Minuten geht.

Wobei: Wäre die Tracheotomie gut gegangen, hätte niemand anschließend danach gefragt. Doch der Luftröhrenschnitt geht nicht gut.

In der allgemeinen Aufregung setzen die Ärzte das Skalpell zu hoch an und schneiden irgendwo zwischen Kehlkopf und Schlüsselbein in Anna P.s Hals hinein. Wieder wird offenbar hektisch agiert – und dann endlich beatmet. Doch die Ärzte bemerken, dass die Luft nicht richtig in die Lunge zu gelangen scheint, der Atemwegswiderstand ist sehr hoch. Irgendetwas stimmt nicht. Der Schlauch, den man Anna P. in den Hals eingeführt hat, liegt offenbar falsch. Ich wiederhole: Auch das kann passieren. Und, noch wichtiger: Auch das kann man in den Griff bekommen. Noch ist der Kampf um das Leben der Patientin nicht verloren. Doch der nächste Fehler lässt nicht lange auf sich warten.

Denn auch der zweite Versuch, den Beatmungsschlauch richtig zu platzieren, geht schief. Diesmal wird die Luftröhre der Patientin durchbohrt. Das Ende des Schlauchs kommt im dahinterliegenden Gewebe zu liegen. Anna P. wird jetzt an ein Beatmungsgerät angeschlossen, während die Herzdruckmassage weitergeht. Mit hohem Druck presst die Maschine Sauerstoff in den leblosen Körper. Nur leider nicht dahin, wo er hingehört. Und noch einmal: Kann passieren. Alles noch nicht zwingend tödlich. Man muss es nur bemerken – und gegensteuern.

Doch genau das geschieht am Krankenbett von Anna P. nicht. Und das ist das Problem.

Man muss sich klarmachen, dass die Reanimation die höchste Eskalationsstufe der Notfallmedizin ist; es geht wirklich um Leben oder Tod. Deshalb plädiere nicht nur ich schon lange dafür, dass jede Ärztin und jeder Arzt, egal, ob Gynäkologe, Chirurg oder Orthopäde, die entscheidenden Maßnahmen und Handgriffe beherrschen sollte. Nicht nur Rettungsteams und das Personal auf den Intensivstationen, sondern Mediziner aller Disziplinen sollten jederzeit in der Lage sein, mindestens die ersten zehn Minuten zu überbrücken, bis dann idealerweise die Profis eintreffen. Doch dafür müsste man das korrekte Reanimieren üben, üben, üben. Und dieses Wissen regelmäßig auffrischen. Genau das aber ist leider nicht immer der Fall. Und so unterläuft den Ärzten auf der MKG-Station im Krankenzimmer von Anna P. ein weiterer schwerer Fehler.

Es gibt für falsch liegende Beatmungsschläuche nämlich eigentlich einen sehr effektiven Kontrollmechanismus. Es ist ein kleines Messgerät, das den Kohlendioxidgehalt der ausströmenden Atemluft misst. Nach dem Motto: Wenn wir reichlich frischen Sauerstoff reinpumpen, müsste ja im Gegenzug reichlich verbrauchte Atemluft synchron mit den künstlichen Atemzügen aus der Lunge herauskommen. Bei bestimmten Kohlendioxidwerten bzw.

-kurven weiß der Arzt, dass er alles richtig gemacht hat, der Beatmungsschlauch korrekt platziert wurde und die künstliche Beatmung gut funktioniert.

Bei Anna P. aber wird, um es metaphorisch auszudrücken, eine rote Ampel nach der anderen überfahren.

Man hätte den Kohlendioxidgehalt im Beatmungsschlauch messen können, ja eigentlich messen müssen.

Man hätte den Beatmungsschlauch noch mal herausziehen und ein drittes Mal neu platzieren können. Immer noch haben die Ärzte Handlungsoptionen.

Doch in der Notfallsituation hält niemand selbstkritisch inne. Stattdessen wird Anna P. mit dem falsch liegenden Beatmungsschlauch fast eine Dreiviertelstunde lang reanimiert. Natürlich erfolglos. Denn der Frau fehlt nun nicht nur der überlebenswichtige Sauerstoff in der Lunge und so auch im Blut. Sondern gleichzeitig wird auch der Druck in ihrem Körperinneren immer größer. Die mit Gewalt über den falsch liegenden Luftröhrenschlauch eingebrachte Luft breitet sich zunächst unter hohem Druck mit jedem Atemhub im Hals hinter der Luftröhre, dem sogenannten »Mediastinum« oder Mittelfell, aus und wird dann schließlich durch sämtliche Gewebsschichten in die Brusthöhle hineingepresst. Hier komprimiert sie schließlich die Lungenflügel. Sie werden flacher und flacher, bis sie am Ende zu einem kleinen Gewebehäufchen zusammengedrückt sind. Das kann niemand überleben.

Zwei Tage, nachdem Anna P. das Krankenhaus durch den Vordereingang betreten hat, verlässt sie es in einem Sarg durch den Hintereingang. Der Vorwurf eines »ärztlichen Kunstfehlers« (ein merkwürdiges Wort, wenn es um den Tod eines Menschen geht, aber es ist auch der in der Rechtsmedizin gängige Begriff) steht jetzt im Raum. Ist den Ärzten ein Vorwurf zu machen? Muss die Staatsanwaltschaft Anklage erheben?

Das Erste, was uns bei der Obduktion auffällt: Der Leichnam ist stark aufgequollen, wie aufgepumpt, das Gesicht pausbäckig, der Bauch steht auch im Liegen weit nach oben, der ganze Rumpf knistert beim Betasten. Auf den Aufnahmen aus der Computertomografie zeigen sich im Weichgewebe des gesamten Körpers kleine schwarze Flecken – das sind Luftbläschen. Die dort nicht hingehören. Auch zwischen Lungen und Rippenfell: große Mengen freier Luft. Ebenso in der Muskulatur, im Unterhautfettgewebe, überall. Ein Mensch, der richtig beatmet wurde, kann so nicht aussehen. In die Brusthöhlen sind große Mengen Luft gelangt: Wir stellen einen Spannungspneumothorax mit einem massiven »Weichteilemphysem« fest. Die Ursache ist dank CT schnell gefunden: *»Der durch die Rückwand der Luftröhre gestoßene Beatmungsschlauch ist deutlich erkennbar.«*

Wir sehen auch, wo der Luftröhrenschnitt gemacht wurde, denn die Kanüle steckt der Toten noch im Hals. Das ist auch richtig so: Sobald ein ungewisser oder nicht-natürlicher Tod bescheinigt wird, darf niemand mehr den Leichnam verändern, auch keine Schläuche herausziehen oder Zugänge entfernen.

Wenige Tage später ist das Sektionsprotokoll fertig. Dass der Auslöser des Herzstillstandes vermutlich ein Vagusreiz war, rekonstruieren wir aus den spärlichen Aufzeichnungen des Krankenhauses. Viele Informationen über die letzte Stunde im Leben von Anna P. liegen uns leider nicht vor. Und ist die Dokumentation aller Maßnahmen und Medikamente vor und während der Reanimation, die eigentlich Seiten füllen müsste, nicht auch verdächtig knapp? Wir müssen uns auf unsere eigenen Befunde verlassen.

Dass unser Fazit brisant ist und für Aufruhr sorgen wird, ist uns bewusst. Denn wir müssen schwere Vorwürfe gegen die Kollegen erheben:

»Warum die Fehllage der Trachealkanüle von den behandelnden Ärzten auch in der akuten Notfallsituation nicht erkannt wurde, ist aus rechtsmedizinischer Sicht nicht nachvollziehbar. Insbesondere das massive Weichteilemphysem mit Lufteinschlüssen hätte den behandelnden Ärzten auffallen müssen. In Kombination mit der erfolglosen Beatmung hätte [...] sofort reagiert werden müssen.«

Unserer Meinung nach hätte Anna P. ihren Herz-Kreislauf-Stillstand eigentlich überleben müssen:

»Bei Fehlen relevanter Vorerkrankungen muss davon ausgegangen werden, dass die Reanimation der Frau erfolgreich verlaufen wäre, wenn das Beatmungsproblem rechtzeitig erkannt und behandelt worden wäre. Die Patientin verstarb somit letztlich an einem fehlerhaft durchgeführten ärztlichen Eingriff unter Reanimation.«

Das ist starker Tobak, denn nun steht der Verdacht einer fahrlässigen Tötung im Raum. Sofort beginnt die Staatsanwaltschaft zu ermitteln. Und ebenso prompt schalten die Klinik und das Ärzteteam Anwälte und Gegengutachter ein. Am Institut richten wir uns auf einen langen, heftigen Kunstfehler-Prozess ein. Bei dem wir von der Gegenseite sicherlich nicht mit Samthandschuhen angefasst werden. Doch auch das gehört zum Beruf des Rechtsmediziners. Wer denkt, dass die Ärzteschaft grundsätzlich zusammenhält und ein Mediziner dem anderen kein Auge auskratzt, der irrt. Wir Rechtsmediziner sind von unserem Berufsverständnis her grundsätzlich neutral; wir suchen Todesursachen ungeachtet dessen, wen etwaige Tatvorwürfe treffen werden. Umgekehrt entlasten wir Verdächtige auch unabhängig von Sympathie oder von persönlichem Gerechtigkeitsempfinden.

Trotzdem muss ich der Vollständigkeit halber Folgendes anmerken: Anna P. ist ein absoluter Ausnahmefall. Keineswegs machen Ärzte ständig tödliche Fehler, ganz im Gegenteil. Mit echten Kunstfehlern habe ich beruflich sehr selten zu tun, mit Kunstfehler-Vorwürfen dagegen häufig. Auch wenn Angehörige das subjektiv anders wahrnehmen mögen, geht statistisch gesehen wenig schief bei der klinischen Behandlung von Schwerstkranken oder -verletzten. Das beweisen jedes Jahr Dutzende Obduktionen, die wir in Berlin durchführen, um mögliche Ärztefehler aufzudecken. In den allermeisten Fällen finden wir nichts, was auf einen fremdverschuldeten Tod hindeutet.

Dass Hinterbliebene das manchmal nicht wahrhaben wollen, ist verständlich. Man erleidet einen schrecklichen Verlust und sucht nun natürlich nach einem Schuldigen. Warum ist der geliebte Mensch – Mutter, Vater, Partner, Kind – gestorben? Daran tragen doch die inkompetenten Ärzte, die falsche Medikation, die unzureichenden Behandlungsmethoden der Klinik oder die überlasteten Pflegekräfte die Schuld, oder?

Eine Obduktion ist in einer solchen Situation die absolut richtige Entscheidung. Deswegen ermutige ich Ärzte, wie schon einmal erwähnt, lieber einmal mehr als einmal zu wenig eine »unklare Todesursache« zu bescheinigen – erst recht dann, wenn Angehörige den Verdacht äußern, dass jemand »schuld« am Tod sein könnte. Denn wenn die Polizei kommt und den Leichnam beschlagnahmt, stehen die Chancen sehr gut, dass alle offenen Fragen durch eine Obduktion geklärt werden können. Das gibt den Angehörigen schnelle Gewissheit und entlastet in fast 100 Prozent der Fälle das medizinische Personal.

Ist die Leiche dagegen bereits verbrannt, und die Angehörigen äußern ihren Verdacht erst Wochen oder Monate später (was häufig vorkommt), bleibt der Staatsanwaltschaft nichts anderes übrig, als in der Klinik Dienstpläne und Patientenakten zu beschlagnahmen. Wer hat wann was getan oder unterlassen? Die Rechtsmediziner müssen dann allein aufgrund dieser Quellen ihre Einschätzung zu dem Fall abgeben. Ohne Leiche ist das aber nicht einfach. Nicht selten landen solche Kunstfehler-Vorwürfe dann vor Gericht: ein Albtraum für alle Beteiligten. Die Trauernden können nicht abschließen; über den Ärzten hängt teilweise jahrelang das juristische Damoklesschwert.

Bei Anna P. ist die Lage eine gänzlich andere: Schon kurze Zeit nach der erfolglosen Reanimation – die Ärzte haben sie um 16:48 Uhr für tot erklärt und anschließend korrekterweise eine »unklare Todesursache« bescheinigt – können wir ihren Leichnam im Institut genauestens untersuchen. Und diesmal, da sind wir sicher, haben die Ärzte tatsächlich gravierende Fehler gemacht. Doch was bedeutet das jetzt?

Es heißt zunächst vor allem, dass von nun an viele Schriftstücke hin- und hergesendet werden.

Die Monate vergehen. Während ein Ehemann um seine Frau trauert und ein kleines Kind täglich seine Mama vermisst, wird der Fall zu einer Schlacht zwischen Staatsanwaltschaft, Rechtsanwälten und Gutachtern. Damit muss man als Rechtsmediziner immer rechnen, wenn man sich mit der eigenen Zunft anlegt. Wir empfehlen deshalb in Kunstfehler-Verfahren dem Staatsanwalt häufig, klinische Fachgutachten einzuholen – um unsere rechtsmedizinischen Befunde noch mal von einem Experten einordnen zu lassen. Denn wir können selbstverständlich nicht alle diffizilen klinischen Abläufe und Indikationen kennen oder alle Fragestellungen beantworten, und ein guter Rechtsmediziner weiß das auch. Auch bei uns gilt: Der wahre Meister kennt seine Grenzen.

Der juristischen Aufklärung ist auch nicht gedient, wenn es vor Gericht beispielsweise um eine tödlich verlaufene Bauch-OP geht und ich als Rechtsmediziner einem profilierten Bauchchirurgen als Gegengutachter gegenübersitze. Ich möchte mir jedenfalls keine Fragen anhören wie: »Wie viele Bäuche haben Sie denn schon operiert, Herr Kollege Buschmann?« Denn ich habe nicht einen einzigen Bauch in meinem Leben operiert. Das muss ich aber auch nicht. Wenn ich den Verdacht habe oder sogar den Nachweis führen kann, dass eine Bauch-OP misslungen ist und vorwerfbar den Tod des Patienten verursacht hat, muss eben ein Bauchchirurg das im Zweifel gerichtsfest in einem Gutachten überprüfen.

Im Fall von Anna P. sehe ich allerdings keinerlei Notwendigkeit für ein klinisches Fachgutachten. Die Befunde sind offensichtlich. All das hindert die Gegenseite nicht daran, offen und lautstark an meiner Qualifikation zu zweifeln. Ich lese etliche abfällige Sätze über meinen geringen medizinischen Sachverstand. Jede Formulierung im Sektionsprotokoll wird auf die Goldwaage gelegt; überall finden sich angeblich versteckte Hinweise darauf, dass wir nicht wissen, warum und woran Anna P. starb. Von Schuld will man nichts wissen. Es war ein tragisches Unglück.

Dann folgt noch ein richtiges Totschlagargument. Sinngemäß: Ja, es sind ein paar Dinge falsch gelaufen, geben wir zu – aber das betraf nur eine Leiche. Unter Reanimation kann man nämlich gar keine lebensbedrohlichen Fehler machen. Der Patient ist ja schon tot! Und eine Tote kann man ja wohl nicht noch mal töten. Ja, korrekt, klinisch tot war Anna P. durch ihren Herz-Kreislauf-Stillstand bereits. Reanimiert wird nämlich nur, wer »leblos« ist. Anna P. war aber – und hier wird es juristisch spitzfindig – keinesfalls definitiv »verstorben«. Verstorben ist ein Mensch erst, wenn eine korrekt durchgeführte

Reanimation erfolglos geblieben ist oder sogenannte »sichere Todeszeichen« (Leichenflecke, Leichenstarre, Leichenfäulnis oder offensichtliche, nicht überlebbare Verletzungen wie beispielsweise eine Enthauptung) vorliegen. Rechtlich tot ist ein Mensch außerdem nach dem durch zwei Ärzte unabhängig voneinander festgestellten Hirntod.

Trotzdem war der Gegenseite mit dieser Argumentation ein schlauer Schachzug gelungen. Denn genau das erkläre ich bei Fortbildungen im Rettungsdienst: Bei einer Reanimation kann man nichts falsch machen! Es dürfen Rippen brechen, es dürfen Lebern kaputtgehen, es dürfen Herzen zerreißen. Es darf alles passieren – weil die Einsatzkräfte in diesem Moment in bester Absicht handeln. Dass dabei viel zerstört wird, nimmt man in Kauf. Eine Herzdruckmassage über einen langen Zeitraum ist nichts anderes als ein massives stumpfes Thoraxtrauma. Die Patienten sehen hinterher teilweise aus, als wären sie von einem Laster überfahren worden. Aber das ist alles in Ordnung.

Denn: Nichtstun ist in einer solchen Situation keine Alternative. Es würde den sicheren Tod bedeuten. Während einer Reanimation ordnet man daher alles dem Ziel unter, den Herz-Kreislauf-Stillstand so schnell wie möglich zu durchbrechen. Wartet man ab, verstirbt der Patient in jedem Fall. Greift man beherzt ein, hat der Patient möglicherweise noch eine

Chance – selbst wenn dabei einige Dinge schiefgehen. Wer rettet, hat recht.

Dieses Recht auf Fehler an einem leblosen Körper machten jetzt auch die Klinikärzte für sich geltend. Doch damit zünden sie meiner Meinung nach nur eine Nebelkerze. Denn bei Anna P. liegen die Dinge ganz anders. Sie ist nicht bei einem schweren Verkehrsunfall verunglückt, vor einen Zug gesprungen oder hat einen Messerstich in den Bauch bekommen. Sie liegt nicht minutenlang sterbend auf der Straße, bevor Hilfe kommt. Ihr Herz hört nicht wegen einer lebensgefährlichen Blutung auf zu schlagen, ihre Atmung setzt nicht aus, weil in ihrem Körper langsam die Kräfte schwinden. Sie ist, wir erinnern uns, eine junge, gesunde Frau ohne Vorerkrankungen, mit Metallschrauben im Unterkiefer, die operativ richtig und komplikationslos eingesetzt wurden. Ihr Herz-Kreislauf-Stillstand wurde vermutlich beim Schleimabsaugen ausgelöst und findet in Anwesenheit mehrerer erfahrener Ärzte statt. Räumliche Ausstattung und technische Voraussetzungen könnten in einem Krankenhaus besser nicht sein.

Das formulieren wir in einem Gutachten: »Die Obduktion der Frau erbrachte keine medizinischen Befunde, die unter den geschilderten, sehr günstigen Voraussetzungen den Reanimationserfolg hätten unwahrscheinlich erscheinen lassen. Im Gegenteil kann angesichts einer insbesondere kardial gesunden jüngeren Frau und dem

ärztlich beobachteten Eintritt des Herz-Kreislauf-Still-
standes von einem zügigen Erfolg der Reanimations-
bemühungen ausgegangen werden.«

Sie hätte das ohne Weiteres überleben können.

Das sieht man auf der Gegenseite anders.

Während wir uns tiefer und tiefer in unseren Streitereien verhaken, bringt eine zivilrechtliche Einigung drei Jahre nach dem Tod von Anna P. die überraschende Wendung. Der Witwer hat mit einem eigenen Anwalt Schmerzensgeld von der Klinik gefordert. Bei einer mittleren fünfstelligen (!) Summe wird man sich offenbar einig. Man könnte jetzt zynisch feststellen: So viel oder so wenig ist ein Menschenleben in Deutschland wert. In den USA wären den Hinterbliebenen vermutlich mehrere Millionen Dollar zugesprochen worden. Somit war der Witwer »befriedet« und der Fall für das Krankenhaus zumindest zivilrechtlich erledigt – ausdrücklich ohne irgendeine Form der Schuldanerkenntnis durch die Klinik. Die Zahlung wollte man als der Tragik der Situation geschuldet verstanden wissen.

Kurze Zeit später klappte auch der Staatsanwalt die Akte zu und stellte das strafrechtliche Todesermittlungsverfahren »mangels hinreichenden Tatverdachts nach § 170 Abs. 2 der Strafprozessordnung (StPO)« ein. Ein jahrelanger teurer Gutachter-Schlagabtausch vor Gericht hätte Anna P. auch nicht zurückgebracht.

12 DER MITBEWOHNER

Im Flur des Rechtsmedizinischen Instituts, an einem kleinen Schreibtisch, an dem wir nach den Obduktionen die Eckdaten der Leichname handschriftlich in ein großes Buch eintragen, steht ein Gemeinschaftscomputer. Ein bisschen in die Jahre gekommen ist das klobige Gerät, aber internetfähig. Manchmal, wenn gerade nicht allzu viel zu tun ist, sitzen die Sektionsassistenten hier und schauen sich auf den lokalen Nachrichtenportalen oder auf der Website der Berliner Polizei um. Was ist heute so passiert? Gab es Unfälle, Schießereien, Tötungsdelikte? Wer wird in Kürze womöglich auf unseren Tischen liegen?

An einem Freitagmorgen stolperten die Kollegen im Netz tatsächlich über eine frische Tat, von der wir noch nichts wussten:

»Heute Morgen gegen 9 Uhr wurden Polizei und Feuerwehr in die Elsässer Straße alarmiert, da auf einem Hof ein schwer verletzter Mann lag. Nach derzeitigem Kenntnisstand ist der 25-Jährige aus einem Fenster einer

Wohnung des 3. OG gesprungen. Bei den Ermittlungen in der Wohnung stießen die Beamten auf eine durch Messerstiche getötete 24-jährige Frau. [...] Der Verletzte ist dringend tatverdächtig, die Frau getötet zu haben.«

Ein mutmaßliches Kapitalverbrechen mit einer Toten und einem Schwerverletzten gleich hier um die Ecke – und niemand beordert uns zum Tatort? Unser nächster Handgriff ging zum Telefon. Anruf bei der zuständigen Mordkommission: »Braucht ihr uns?« »Nein, alles im Griff, klarer Fall, ihr müsst nicht kommen«, hieß es von der Einsatzleitung. »Wir bringen euch die Tote gleich vorbei.«

Normalerweise sehe ich mir Tatorte gerne persönlich an. Das hilft, um anschließend die Verletzungen am Leichnam mit den Spuren am Auffindeort in Einklang zu bringen. Gab es dort beispielsweise scharfe Kanten, auf die das Opfer gefallen sein könnte? Lagen mehrere mögliche Tatwaffen herum? Wohin spritzte das Blut? Man kann diese Informationen auch aus den Fotoserien der Polizei herauslesen, aber ich verschaffe mir am liebsten selbst einen Eindruck. Doch das fiel in diesem Fall aus; manchmal entscheidet die Polizei, dass wir nicht kommen müssen, wenn Sachverhalt und Tathergang schon auf den ersten Blick eindeutig erscheinen.

Kurze Zeit später erreichte der Leichnam von Julia Z. in einem graublauen Transporter mit der Aufschrift »Gerichtsmedizin« das Institut durch die eigens dafür vorgesehene Zufahrt im Souterrain. Liegend auf einer Bahre, verpackt in einen blickdichten weißen Plastiksack, mit einem rosafarbenen Beschlagnahme-Anhänger der Polizei am Reißverschluss und den mit schwarzem Filzstift auf den Leichensack geschriebenen Worten: »Sofortobduktion LKA! Körpergewicht 63 kg (mit Bekleidung).«

Was war mit dieser jungen Frau in den Minuten vor ihrem Tod passiert? Wie hatte sich die Tat abgespielt? Der mutmaßliche Täter konnte nicht verhört werden, er wurde nach seinem Fenstersturz im Krankenhaus notoperiert. Auf die drängenden Fragen der Ermittler konnte erst einmal nur der Körper der 24-Jährigen Antworten geben. Bei der Sofortobduktion waren deshalb etliche Personen anwesend, neben den Rechtsmedizinern und Sektionsassistenten auch der diensthabende Staatsanwalt, die zuständigen Ermittler, die Kriminaltechniker und ein Fotograf des Landeskriminalamtes. In solchen Fällen guckt die Polizei uns live über die Schulter.

Der Anblick war grausig:

»Auf dem Sektionstisch befindet sich in Rückenlage ein identifizierter weiblicher Körper in jungem Lebensalter. Dem Leichnam beigegeben eine Halsschmuckkette aus textilem Stoff, diese einmal scharf durchtrennt. Der Körper ist wie folgt bekleidet: Regelrechter, nicht verschobener Sitz einer schwarzen, aus Stoff gefertigten hautengen Leggings, diese im oberen Bereich blutdurchtränkt.

Am Oberkörper regelrechter Sitz eines grauen baumwol-
lenen Oberbekleidungsstückes, die oberen beiden Knöpfe
sind geöffnet. Die Bekleidung ist insbesondere am Hals,
an den Armen sowie im Bereich der Körperrückseite blut-
durchtränkt.«

Es ist nie einfach, junge Menschen tot vor sich liegen zu haben. Unermesslich der Schmerz der Eltern
bei einem solchen Verlust. Am unangenehmsten ist
es, Kinder obduzieren zu müssen. Ich habe das nie
gern getan, aber seit ich selbst Vater bin, fällt es mir
wirklich schwer. Wir versuchen, am Institut darauf zu achten, dass die Kolleginnen und Kollegen,
die gerade Eltern geworden sind, damit möglichst
wenig konfrontiert werden – es sei denn, sie wollen
es. Einen solchen Anblick nimmt man auf jeden Fall
abends mit nach Hause.

Noch bevor wir den Leichnam von Julia Z. vorsichtig entkleiden und waschen, vermessen und begutachten wir penibel alle Löcher (»textile Gewebs-
defekte«) in ihrer Kleidung, die offensichtlich von
zahlreichen Messerstichen herrühren. Für uns ist
jedes Detail wichtig, es kann uns entscheidend helfen, den Ablauf des Kampfes und der Tötung zu rekonstruieren. Als die Leiche dann unbedeckt vor uns
liegt, wird das gesamte Ausmaß der Gewalt ersichtlich. Der Täter hat Julia Z. regelrecht abgeschlachtet.
Zunächst fallen uns die Schnitte an Armen, Händen
und Füßen auf:

»Zahlreiche massiv ausgeprägte und teils tief reichen-
de, aktive und passive Abwehrverletzungen scharfer
Gewalt an Unterarmen und Händen mit Amputation
dreier Fingerkuppen (Zeigefinger und Ringfinger rechts,
Daumen links) und kompletter Durchtrennung der lin-
ken Pulsschlagader. In der rechten Elle feststeckende
abgebrochene Messerspitze. Schnittverletzung am linken
zweiten Zeh.«

Dazu kommt ein tiefer, sieben Zentimeter langer
Schnitt in der Bauchdecke. Die Dünndarmschlingen
sind wulstig aus der Bauchhöhle hervorgetreten, der
Dickdarm ist angestochen. Die massivste Verletzung
aber, an der Julia Z. schließlich auch verstorben ist,
finden wir an ihrem Hals:

»Komplette quere Durchtrennung des vorderen und
seitlichen Halses zwischen rechtem Warzenfortsatz und
linkem Ohransatz mit vielfach gezipfelten Wundrän-
dern; komplette quere Durchtrennung der vorderen und
seitlichen Halsmuskulatur, beider Kopfschlagadern kurz
oberhalb der Gabelungsstellen, sämtlicher venöser Ge-
fäße der Halsvorderseite, der Schilddrüse, der Luftröhre
und der Speiseröhre. Zweifache quere scharfe Durchtren-
nung des Kehlkopfskelettes, zweifache quere Einkerbun-
gen der Vorderfläche des vierten Halswirbelkörpers mit
zwei angebrochenen Messerklingenfragmenten.«

Die junge Frau ist fast enthauptet worden. Und
das nicht mit einem Hieb, sondern durch immer
neue Schnitte und Stiche. Dafür sind die gezipfelten

Wundränder sowie die in unterschiedlichen Winkeln verlaufenden Durchtrennungen von Muskeln und Blutgefäßen ein deutliches Zeichen. Der Täter muss wie besessen versucht haben, ihr den Kopf abzuschneiden. Dass Julia Z. zu diesem Zeitpunkt noch am Leben war, können wir nicht nur an den spritzerartigen Blutspuren erkennen, die auf den Tatortfotos zu sehen sind. Eine Tote blutet nicht, denn dafür braucht es Herzschlag und Kreislauf. Auch die überblähten (»ballonierten«) Lungen der jungen Frau sind voller Blut – nicht nur in den Atemwegen, sondern auch im Lungengewebe selbst. Sie muss es sterbend direkt aus ihren schweren Halsverletzungen eingeatmet haben.

Wer macht so etwas?

Wer tut einem anderen Menschen das an?

Und – warum?

Eine Woche später stehe ich am Bett des Täters. Auf den ersten Blick ein ganz normaler junger Mann, mittelgroß, mit kurzen roten Haaren – Haarfarbe und -länge passen auf den ersten Blick zu einem einzelnen Kopfhaar, das wir bei der Obduktion unter dem Fingernagel eines amputierten Fingerendgliedes von Julia Z. gefunden haben. Lukas R. ist nicht bei Bewusstsein, wird künstlich beatmet, hat Metallplatten und Schrauben im Körper, sein Gesicht ist geschwollen. Ich bin überrascht, dass er den Sturz aus dem dritten Stock eines Berliner Altbaus auf den kleinen asphaltierten Hinterhof voller Fahrräder und Mülltonnen überhaupt überlebt hat. Die Ärzte haben ihn nach einer Notoperation, bei der zahlreiche Knochenbrüche, vor allem aber innere Blutungen versorgt wurden, ins künstliche Koma versetzt. Vermutlich wird er erst in vielen Monaten halbwegs genesen und ansprechbar sein.

Genug Zeit also für die Kriminalbeamten der Mordkommission, die Hintergründe dieser ebenso monströsen wie sonderbaren Tat zu beleuchten. Meine Aufgabe auf der Intensivstation ist dabei rein beschreibend: Ich kann nicht den geistigen Zustand des jungen Mannes beurteilen (das übernimmt später ein psychiatrischer Gutachter), sondern lediglich dokumentieren und prüfen, ob all seine Verletzungen vom Fenstersturz herrühren – oder ob auch der Angriff auf Julia Z. an seinem Körper Spuren hinterlassen hat. Oder ob sie ihn vielleicht angegriffen hat. Oder ihn im Todeskampf verletzt hat.

Tatsächlich entdecke ich einige kleine verschorfte Wunden an seinen Händen: *»Oberflächliche Schnittverletzungen, welche vom Abheilungszustand her zwanglos mit dem in Rede stehenden Tatgeschehen in Verbindung zu bringen sind, beispielsweise im Sinne eines Abrutschens über ein Messerheft bei aktiv ausgeübter scharfer Gewalt«*, diktiere ich. Der Täter hat offensichtlich so heftig – wie im Rausch – zugestoßen, dass er sich selbst mehrfach an der Klinge geschnitten hat. Typische Abwehrverletzungen hat Lukas R. hingegen nicht, das heißt: Julia Z. ist nicht ihrerseits mit einer Waffe auf ihn losgegangen.

Doch was bedeutet das? Hat es ein Beziehungsdrama gegeben? Oder steckt ein WG-Streit dahinter? Warum ist die Auseinandersetzung derart eskaliert? Die Polizei beginnt sofort, im Umfeld von Lukas R. zu ermitteln. Dabei kommt recht schnell zum Vorschein, dass der 25-Jährige schon seit Jahren an einer schizophrenen Erkrankung leidet, die er aber bislang ziemlich erfolgreich versteckt und heruntergespielt hat. Krankheitseinsicht hatte er scheinbar kaum; auch seine Medikamente nahm er nicht regelmäßig. Stattdessen kiffte er seit seiner Jugend häufig – was keine gute Idee ist, wenn eine Schizophrenie vorliegt. Wegen Missbrauchs- und Gewaltvorfällen in seiner Kindheit war er vor einigen Jahren in psychologischer Behandlung gewesen, doch geholfen hatte ihm die Therapie wohl wenig. Während seines Zivildienstes fiel der junge Mann psychiatrisch auf. Lukas R. dachte ständig, er werde überwacht; sein Verfolgungswahn steigerte sich derart, dass er zeitweise stationär behandelt werden musste. Trotzdem konnte er sein Leben selbstständig und halbwegs geordnet bewältigen. Zuletzt hatte er Mathematik studiert, sich in die neu gegründete WG eingemietet, sogar eine Freundin gefunden. Wenn es ihm in der trubeligen Großstadt Berlin zu viel wurde, zog er sich zu einem Onkel in Sachsen-Anhalt zurück. Der ungewohnte WG-Alltag mit all seinen Absprachen und Regeln muss Lukas R. allerdings zunehmend überfordert haben – zumal die neuen Mieter noch mitten in aufwendigen Renovierungsarbeiten steckten. Es gab oft Streit mit dem kauzigen Mitbewohner, berichteten die anderen Studenten: um Geld, um die Zimmerverteilung, auch um den Abwasch oder Müll. Immer öfter vermied es Lukas R., in der Wohnung zu übernachten.

Auch am Tag der Tat kommt er erst gegen Morgen nach Hause. Alle schlafen noch – bis auf Hauptmieterin Julia Z. Schnell kommt es im Wohnzimmer zwischen den beiden zu einer heftigen Diskussion; kurze Zeit später werden die Mitbewohner von lauten Schreien geweckt. Als einer der drei nachsehen will, kommt ihm Lukas mit einem großen Küchenmesser entgegen; Julia liegt röchelnd und blutend auf dem Wohnzimmerboden. »Komm nicht näher, komm nicht näher!«, schreit der Täter wie von Sinnen. Der Mitbewohner verbarrikadiert sich in seinem Zimmer, fürchtet selbst um sein Leben. Vorher hat er Lukas R. noch ein Küchenregal entgegengeschleudert.

Hätte man wissen können, dass Lukas R. eines Tages völlig ausrastet und einen Menschen tötet? Hätte irgendwer, ein Arzt, ein Amt, eine Klinik, ein Betreuer, in den vorangegangenen Jahren die Gefahr erkennen können, die von diesem jungen Mann einmal ausgehen würde?

Die Antwort darauf ist schwierig.

Während meiner Facharztausbildung zum Rechtsmediziner habe ich ein halbes Jahr lang eine forensische Psychiaterin begleitet, eine freiberufliche Ärztin, die Menschen mit psychischen Erkrankungen im Auftrag des Gerichts begutachtet. Die forensische Psychiatrie befasst sich unter anderem mit Themen wie der Schuldfähigkeit oder dem Gefährlichkeitsgrad von Straftätern. Es geht darum, ob und wie diese Menschen verurteilt werden können und wo und wie lange der Staat sie anschließend unterbringen muss. Solche Gutachter besuchen Täter, die bereits straffällig geworden sind. Sie stellen Fragen, versuchen, sich ein möglichst genaues Bild des Geisteszustands und der Lebensumstände zu machen. Das ist für die Täter grundsätzlich freiwillig, sie müssen nichts sagen, können alle Antworten schuldig bleiben. Aber viele wollen über das reden, was sich in ihrem Kopf abspielt.

Ich habe in diesem halben Jahr Geschichten von beängstigenden Halluzinationen gehört. Schizophren Erkrankte berichteten uns, dass an ihrem Bett nachts schwarz gekleidete Gestalten stehen und ihnen mit Folter drohen, wenn sie nicht dieses oder jenes machen. Oder sie erzählten von dem Nebel, der unter ihrer Zimmertür hindurchkriecht, um ihnen den Verstand zu rauben und ihre Gedanken zu kontrollieren. Bei aller Skurrilität dieser Schilderungen dürfen wir eines nicht vergessen: Für diese Menschen sind das reale, angsteinflößende Szenarien. Sie können Wirklichkeit und Wahn nicht unterscheiden. Viele an Schizophrenie Erkrankte, das sollte man an dieser Stelle deutlich klarstellen, werden jedoch nie straffällig, sondern sind in Behandlung und nehmen Medikamente, um ihre Krankheit so gut wie möglich in Schach zu halten.

Manche von denen, die ich mit der forensischen Psychiaterin damals besuchte, waren bisher nur mit kleinen Ordnungswidrigkeiten auffällig geworden, lebten noch zu Hause bei ihren Eltern oder hatten einen amtlichen Betreuer. Andere saßen in der geschlossenen Psychiatrie oder in Untersuchungshaft, weil sie bereits schreckliche Taten begangen hatten. Sie waren auf ihre Mitmenschen mit Messern oder Äxten losgegangen, hatten vollkommen unbeteiligte Passanten angegriffen oder anderes unvorstellbares Leid verursacht. Das Gericht steht dann vor der schweren Aufgabe zu entscheiden, von wem eine wie große Gefahr ausgeht. Bei Weitem nicht jeder Mensch mit einer schizophrenen Störung wird eines Tages gewalttätig, aber auch nicht jeder bleibt unauffällig.

Vor einiger Zeit haben wir am Institut deshalb ein Dissertationsprojekt[5] auf den Weg gebracht; der

Doktorand – ein forensischer Psychiater, der schon lange als Gutachter arbeitet – untersucht Tötungsdelikte durch psychisch kranke Straftäter; ich betreue die Arbeit. Uns interessiert, wie viele solcher Tötungsdelikte es in Berlin in den letzten Jahren gab, was die Taten jeweils auslöste und wie sie abliefen. Waren die Opfer zufällig, oder kamen sie aus dem Umfeld? Wie wurden sie getötet? Kam die Tötung buchstäblich aus dem Nichts, ohne vorherige Anzeichen eines psychischen Zusammenbruchs? Oder sind diese Erkrankten vielleicht vorher schon auffällig geworden, wurden aber – aus unterschiedlichen Gründen – nicht ernst genommen und nicht behandelt? Ist vielleicht gar Personalmangel bei den Sozialpsychiatrischen Diensten schuld, dass Betreuung und Überwachung nicht engmaschig genug waren?

Die Doktorarbeit ist zwar noch nicht abgeschlossen, aber es zeichnen sich schon erste Ergebnisse ab: Ähnlich wie schizophrene Suizidenten haben auch schizophrene Täter offenbar ein deutlich erhöhtes Risiko, besonders bizarre oder »spektakuläre« Taten zu begehen. Statt drei tödlichen Stichen ins Herz finden wir dann dreißig. In der Rechtsmedizin nennt man das »Overkill«: Den Opfern werden weit mehr Verletzungen zugefügt, als für eine Tötung eigentlich »nötig« wären. Overkill-Taten deuten normalerweise auf eine enge persönliche Beziehung hin – oder eben auf eine psychiatrische Erkrankung wie im Fall von

Lukas R. In beiden Fällen drehen die Täter während der Tat völlig durch.

Bei Lukas R. hatte es in den letzten Jahren zwar einige Anzeichen gegeben, dass sich seine Erkrankung verschlimmerte, dass sein Verfolgungswahn und seine Aggressivität zunahmen. Aber – er war eben bisher strafrechtlich nicht aufgefallen, nur einmal während seines Zivildienstes zu einer kleinen Geldbuße wegen Belästigung verurteilt worden. Nichts deutete – von außen betrachtet – darauf hin, dass er offenbar eine tickende Zeitbombe war. Selbst wenn er vor der Tat an Julia Z. professionell begutachtet worden wäre, hätte es keinerlei Garantie gegeben, dass ein Psychiater die richtige Gefährlichkeitsprognose gestellt hätte. Im Gegenteil.

Nach einiger Zeit erwachte Lukas R. endlich aus seinem Koma. Die Ermittler der Mordkommission und der psychiatrische Gutachter standen schon bereit, um seine Aussage aufzunehmen und seinen psychischen Zustand zu beurteilen. Doch der junge Mann erinnerte sich an – nichts. An rein gar nichts. Das klingt nach einer Schutzbehauptung, aber für Ärzte und Gutachter war sein Gedächtnisverlust absolut glaubwürdig: Einerseits kann eine paranoidhalluzinatorische Schizophrenie dazu führen, dass die Betroffenen später keine Erinnerungen an das Geschehen während einer akuten Episode haben. Andererseits verursacht auch eine wochenlange Narkose (und nichts anderes ist ein »künstliches Koma«) häufig große Erinnerungslücken. Bei Lukas R. wurde außerdem eine schwere Form des sogenannten »Durchgangssyndroms« diagnostiziert. In der Konsequenz war ihm alles weggerutscht, was irgendwie mit der Tat zu tun hatte.

Auch wenn ich angesichts der schrecklich zugerichteten Leiche des Opfers nur schwer Mitleid mit diesem jungen Mann empfinden kann, stelle ich mir das doch absolut albtraumhaft vor: Man wacht im Krankenhaus auf, mit höllischen Schmerzen am ganzen Körper, und dann steht die Polizei am Bett und beschreibt Details einer bestialischen Tötung, die man zweifelsfrei begangen hat – an die man sich aber überhaupt nicht erinnern kann.

Da in Deutschland psychisch kranke Straftäter in der Regel nicht zu einer Haftstrafe verurteilt werden können, war uns allen klar, dass es auf ein sogenanntes »Sicherungsverfahren« hinauslaufen würde. Lukas R. würde aller Voraussicht nach für sehr lange Zeit im Maßregelvollzug untergebracht werden, dort, wo psychisch kranke Straftäter einsitzen und behandelt werden. Das ist eine geschlossene Psychiatrieeinrichtung, gesichert wie ein Gefängnis. Nicht zu verwechseln mit der Sicherungsverwahrung: Dort werden Menschen untergebracht, die ihre Gefängnisstrafe abgesessen haben, aber weiterhin eine Gefahr für die Öffentlichkeit darstellen. Sie sind nicht in einem klinischen Sinne psychisch krank, sondern »lediglich« nach wie vor gefährlich. Bei einem Sicherungsverfahren nach Paragraf 63 StGB (»Unterbringung in einem psychiatrischen Krankenhaus«) versucht der Anwalt des Täters meist nicht, auf Strafminderung oder gar auf einen Freispruch hinzuwirken. Trotzdem treten alle Zeugen, Sachverständigen, Gutachter auf und machen ihre Aussagen. Es geht vor Gericht nämlich auch darum, zweifelsfrei festzustellen, ob die Tat im Zustand der Schuldunfähigkeit begangen wurde.

Körperlich ist Lukas R. wieder weitgehend genesen, als einige Monate später sein Prozess beginnt. Man sieht ihm an, dass ihn seine eigene Tat immer noch tief schockiert. Viele Freundinnen und Freunde der Toten sind gekommen, der Saal ist voller junger Menschen. Da ein Urteil in Deutschland »im Namen des Volkes« ergeht, sind solche Prozesse stets öffentlich – es sei denn, besondere Umstände wie Sexualstraftaten oder jugendliche Angeklagte erfordern den Ausschluss der Öffentlichkeit. (Aber auch in diesen Fällen ist das »Volk« dann in Form der Schöffen, der Laienrichter, an der Urteilsfindung beteiligt.)

Wie immer erscheinen alle, die in die Ermittlungen involviert waren, persönlich vor Gericht, Polizeibeamte, Zeugen, Ärzte. Das ist seit der Nazidiktatur gesetzlich vorgeschrieben in der Bundesrepublik

Deutschland; bei Strafprozessen gilt das Prinzip der Mündlichkeit. Nach dem Zweiten Weltkrieg sollte einem Angeklagten nie wieder nur nach Aktenlage der Prozess gemacht werden können – wie es bei der Unrechtsjustiz der Nationalsozialisten an der Tagesordnung war.

Die Atmosphäre am Kriminalgericht Moabit in der Turmstraße 91 ist immer ganz besonders Ehrfurcht einflößend, das fängt schon mit der prächtigen wilhelminischen Architektur im Foyer an. Auch im Gerichtssaal setzt sich die preußische Ästhetik des 19. Jahrhunderts fort: Das Gericht, bei Großen Strafkammern bestehend aus drei Berufsrichtern, zwei Schöffen sowie eventuell noch Ersatzrichtern und -schöffen bei sehr umfangreichen Prozessen – sitzt ein wenig erhöht hinter einem gigantischen dunklen Richtertisch, links daneben der Protokollführer. Links davor, tiefer natürlich, sind die Angeklagten platziert, rechts die Nebenklage und die Sachverständigen. Nur die Staatsanwaltschaft thront – auf gleichem Niveau wie das Gericht – rechts daneben. So wird die Autorität des Staates auch räumlich für jeden greifbar. Ringsherum: majestätisch hohe Decken, dunkle Holzvertäfelung an den Wänden, vor den meterhohen Fenstern dicke Gitter. Um sich Gehör zu verschaffen, muss man stets laut sprechen, denn leider ist die Akustik ziemlich schlecht.

Da ich nicht persönlich am Tatort war, kann ich

diesmal meine Erkenntnisse nur anhand der Obduktionsfotos erklären. Ich muss dabei klare, einfache Worte finden, sodass auch die Laienrichter jedes Detail verstehen. Wenn im Sektionsprotokoll von »Blutaspiration« die Rede ist, dann führe ich aus, was das bedeutet.

Julia Z. hat ihr eigenes Blut eingeatmet.

Wo kam das Blut her?

Aus den massiven Schnittverletzungen an ihrem Hals.

Wie wurden ihr diese Verletzungen zugefügt?

Mit einem Messer mit 17 Zentimeter langer Klinge.

Wie lange dauert es, einen Hals mit einem solchen Messer fast vollständig durchzutrennen?

Minutenlang.

Ich erläutere auch den nüchternen Satz aus unserem Sektionsprotokoll: »*Angesichts der massiv ausgeprägten Abwehrverletzungen [...] muss von einer heftigen Gegenwehr der nunmehr Verstorbenen ausgegangen werden.*« Ich spreche über die drei amputierten Fingerkuppen, die davon zeugen, dass sie dem Täter in Todesangst immer wieder in die Messerklinge zu greifen versuchte. Auch die abgebrochenen Messerspitzen, die noch in ihrem Arm und ihrem Halswirbel stecken, vergesse ich nicht. Nicht ihren herausgerissenen Darm, nicht ihre Abwehrverletzungen an den Zehen, die darauf hindeuten, dass sie sich noch im Liegen, im Todeskampf, panisch gewehrt haben muss.

Mein Vortrag dauert rund eine Dreiviertelstunde. Der Saal ist still und konzentriert. Dass nicht nur das Gericht, die Rechtsanwälte, der Staatsanwalt und die Gäste mithören, sondern auch die Nebenkläger – daran denke ich in diesem Moment nicht. Ich konzentriere mich auf den Fall. Auf Julia Z.s Leichnam. Ich gebe akribisch zu allen Details Auskunft, ich verschweige nichts.

Eine Diashow für das versammelte Saalpublikum gibt es nicht, das wäre zu schockierend. Das LKA hat Fotos vom Tatort und von der Obduktion in einem Bildband zusammengestellt, dieses Konvolut liegt vorne auf dem Richtertisch. Ich habe außerdem noch einen mehrseitigen Bericht mit Aufnahmen aus dem CT angefertigt. Ich trete nach vorne und erläutere anhand der Bilder den Tathergang. Auch Staatsanwalt und Rechtsanwälte kommen dafür nach vorne an den Richtertisch. Was wir dabei besprechen, ist in den vorderen Reihen sicher noch zu hören.

Nach rund einer Stunde entlässt mich das Gericht. Kurze Pause für alle.

»Entschuldigung, ich habe da noch eine Frage.«

Ich habe meine Unterlagen zusammengepackt und bin auf dem Weg nach draußen, als auf dem Flur vor dem Gerichtssaal plötzlich ein älterer Mann auf mich zutritt. Er stellt sich nicht vor, schaut mich nur ernst und traurig an. Ich wende mich ihm zu. »Ja?«

»War es ein schneller Tod?«

Ihr Vater, schießt es mir durch den Kopf. Das muss der Vater von Julia sein. Die Eltern sind Nebenkläger.

Er hat also auf der Bank der Nebenklage gesessen, wenige Meter neben mir. Die ganze Zeit – während ich jede einzelne Verletzung am Körper seiner Tochter ausführlich beschrieben habe. Beschreiben musste.

In einer solchen Situation möchte man seine berufliche Rolle augenblicklich verlassen. Man möchte einfach nur Mitmensch sein. Ich hätte diesen Mann gerne umarmt, ihm mein Bedauern und mein Beileid ausgedrückt. Kaum vorstellbar, wie es nach diesem Vormittag im Gerichtssaal in seinem Inneren aussieht. Gibt es etwas Schlimmeres, als das eigene Kind zu Grabe tragen zu müssen? Nach einem so grausamen, so sinnlosen Tod?

Noch immer habe ich nicht geantwortet.

Noch immer steht seine Frage – die Frage, die alle trauernden Angehörigen beschäftigt – zwischen uns im Raum: Hat sie lange leiden müssen, oder ging es wenigstens schnell?

Soll ich beschwichtigen, beschönigen, relativieren? Mit einer Lüge ein wenig Trost spenden?

Ich muss mich für die Wahrheit entscheiden, die ich auch im Gerichtssaal vorgetragen habe:

»Es war leider sicher kein schneller Tod.«

Die junge Frau hat wie eine Löwin um ihr Leben gekämpft.

Und dennoch verloren.

Nachwort

Auch wenn hier vielleicht der Eindruck entstanden sein mag – es ist nicht alles so verstörend wie der Fall der getöteten Studentin, nicht alles so brutal wie der Erschlagene auf dem Balkon, nicht alles so entsetzlich wie die brennende Frau im Treppenhaus.

Bisweilen ist es in der Rechtsmedizin sogar recht heiter. Einer meiner persönlichen Lieblingsfälle des vergangenen Jahres – beste Sektion 2020! – war die Leiche eines alten Mannes. Stolze 92 Jahre alt war der Herr geworden, der zu Lebzeiten nicht nur einen Doktortitel trug, sondern auch fünf Nachkommen gezeugt hatte. Keine schlechte Bilanz. Er tat als Leiche, was er nach Aussagen seiner Verwandten schon zu Lebzeiten sehr gerne tat: Er lag faul auf der Terrasse in der Sonne.

Und das meine ich wörtlich: Der Greis war beim Sonnenbaden einfach friedlich eingeschlafen. Es dauerte drei Tage, bis man ihn fand. Da hatten Sommerhitze und Sonnenstrahlen seinem Leichnam schon ziemlich zugesetzt. Wie immer bei ungeklärten Todesumständen kam die Polizei. Sie befragte auch die Kinder des Verstorbenen. Unisono erklärten sie, dass ihr gebildeter Vater sich zeit seines Lebens geweigert hatte, Obst oder Gemüse zu essen. Trotzdem erreichte er die 92 bei recht guter Gesundheit und verstarb dann schnell und schmerzlos auf seinem Lieblingsplatz. Das macht doch zuversichtlich, oder?!

Als ich vor rund 15 Jahren mit meiner Doktorarbeit fertig war, fragte mich mein Betreuer, ein berühmter, ehrwürdiger Anästhesie-Professor aus Hamburg, wie meine weiteren Pläne aussähen. »Ich überlege, dauerhaft in die Rechtsmedizin zu gehen«, antwortete ich. Da Rechtsmediziner manchmal auch Behandlungsfehler – siehe Kapitel 11 – aufdecken, also in gewisser Weise die Arbeit anderer Mediziner kontrollieren, gelten sie manchen in der Branche als Nestbeschmutzer. Außerdem: von morgens bis abends nur Leichen? Nie den Kick des Rettens und Heilens verspüren? Daher rechnete ich damit, dass der Professor meine ehrliche Antwort mit einem abfälligen Blick quittieren würde. Doch zu meiner Überraschung erwiderte er: »Gute Entscheidung, Herr Buschmann. Machen Sie das. Rechtsmedizin schärft den Blick.«

Damals war mir nicht ganz klar, was er damit meinte. Heute verstehe ich es. Der Umgang mit den

Toten hat meine Sicht auf das Leben eigentlich nur zum Positiven verändert – ich weiß jeden Tag zu schätzen, welches Glück ich privat und beruflich habe, in welchen privilegierten Umständen ich leben darf. Mein Humor ist mir nicht abhandengekommen, meine Lebensfreude schon gar nicht. Außerdem schärft die jahrelange Praxis im Sektionssaal den Blick auf den menschlichen Körper und auf mögliche Todesursachen und Tathergänge, medizinisch kann es also gar nicht langweilig werden. Unsere Tatortbegehungen, unsere Auftritte vor Gericht, die Kontakte zu Opfern, Tätern und Angehörigen eröffnen uns zudem ein weites Wirkungsfeld. Mediziner sind oft hoch spezialisierte Experten für ein Organ oder ein Krankheitsbild – wir Rechtsmediziner sind das nicht. Dafür sehen wir das »big picture«, die größeren gesellschaftlichen, juristischen und politischen Zusammenhänge. Ob uns immer gefällt, was wir da sehen, ist allerdings eine andere Frage.

Was damals als Berufswunsch noch »exotisch« war, ist heute ganz normal geworden. Die Rechtsmedizin hat mittlerweile keine Nachwuchssorgen mehr, im Gegenteil. Die Studierenden rennen uns Jahr für Jahr förmlich »die Bude ein«. Famulaturen, die Pflichtpraktika während des Studiums, haben an der Charité mehrjährige Wartezeiten. Auch der Ausbildungsberuf »Sektions- und Präparationsassistent / in« ist sehr beliebt. Früher waren das eher kauzige, wortkarge Typen, die den Rechtsmedizinern dabei halfen, die Leichen zu öffnen, zu untersuchen und wieder zu verschließen, häufig ohne Handschuhe. Heute entscheiden sich auch immer mehr junge Frauen für diesen Lehrberuf. Auch bei den Studierenden ist es vor allem der weibliche Nachwuchs, der sich für unsere Arbeit interessiert. Ich finde das toll und unterstütze diese Entwicklung, wo ich kann. Lange genug haben in der Medizin, wie in vielen anderen Branchen, allein die Männer den Ton angegeben!

Es gibt wissenschaftliche Untersuchungen, woher das gewachsene Interesse an Toten und Obduktionen kommt – es ist der sogenannte CSI-Effekt. Weltweit schauen Menschen Fernsehserien mit smarten Mordermittlern und klugen Rechtsmedizinerinnen. Auch das True-Crime-Genre boomt, egal, ob im Fernsehen, im Buchhandel oder im Zeitschriftenmarkt. (Dieses Buch ist natürlich ebenfalls ein Teil dieses Trends.) Scheinbar lieben Leser und Zuschauer es, sich aus sicherer Entfernung ein bisschen zu gruseln, zu ekeln, zu fürchten. Und etliche junge Menschen finden den Umgang mit Leichen so interessant, dass sie sich beruflich für die Rechtsmedizin oder die Pathologie entscheiden. Damit wandelt sich zum Glück auch das Image des Rechtsmediziners in der Öffentlichkeit langsam. Wir sind nämlich wie gesagt keine verschrobenen »Kellerkinder« – sondern arbeiten in kommunikationsfreudigen, zugewandten, netten Teams.

Viele der spektakulären Fälle und blutrünstigen Fiktionen, die medial vor uns ausgebreitet werden, haben mit dem tatsächlichen Berufsalltag allerdings wenig zu tun. Wir sind in erster Linie Mediziner – keine Polizisten, keine Juristen, keine Ermittler, keine Privatdetektive. Fast ein Drittel der von uns obduzierten Leichen ist fäulnisverändert; nicht selten sind das Menschen, die einsam und allein in ihren Wohnungen starben. Während ich diese Zeilen schreibe, liegen nach meinen Schätzungen sicher mindestens 50 Menschen tot hinter Berliner Wohnungstüren. Deutschlandweit dürften es einige Hundert sein.

Eine weitere große Gruppe von Toten, die täglich auf unseren Tischen landet, sind Suizidenten; über sie habe ich in Kapitel 6 geschrieben. Dann gibt es noch die Verstorbenen aus den Krankenhäusern mit unklarer Todesursache. Und nicht zu vergessen die zahlreichen tragischen Verkehrsopfer, immer noch mehrere Tausend pro Jahr in Deutschland. In Wahrheit bilden Mord und Totschlag also die Ausnahmen in unserem Beruf – keineswegs die Regel.

Und mit noch einem weitverbreiteten Missverständnis wollte ich in diesem Buch aufräumen: Rechtsmedizin ist nämlich ein eher altes und beständiges »Handwerk«; abgedrehte Hightechmethoden setzen wir (anders, als es im Fernsehen suggeriert wird) bei der Obduktion nur selten ein. Die Regeln der Äußeren und Inneren Leichenschau existieren ziemlich unverändert seit dem 19. Jahrhundert, die letzte wichtige Modifikation stammt von Rudolf Virchow. Es braucht Pinzetten, Skalpelle, Mikroskope, viel mehr nicht. Lediglich die Toxikologie und die DNA-Forschung haben immense Fortschritte gemacht; mittlerweile ist es sogar möglich, Gifte aus dem Erdreich rund um ein Grab nachzuweisen, auch wenn die Leiche bereits vollständig zersetzt ist.

Ansonsten aber besteht unser Alltag vor allem aus Sehen, Riechen, Tasten und Beschreiben. Unser Fach kommt aus der Zeit vor der Fotografie, deshalb versuchen wir, mit unseren Texten immer noch »Bilder« zu malen. Wir beschreiben so genau wie möglich, was wir bei Leichenschau und Obduktion entdecken. Einen kleinen Eindruck, wie sich das liest, habe ich in den vorangegangenen Kapiteln gegeben. Eigentlich ist unsere Fachsprache ziemlich gut verständlich, denke ich. Die Fremdwörter halten sich in Grenzen, die Sätze sind von überschaubarer Länge. Das machen wir natürlich mit Absicht, denn Obduktionsberichte werden ja vor allem von Nicht-Medizinern gelesen: von Staatsanwälten, Verteidigern, Richtern. Und manchmal auch von Angehörigen. Sie alle sollen verstehen, was wir ihnen Wichtiges zu sagen haben.

Auch unsere Handgriffe sind meist die gleichen, ich kann sie längst im Schlaf. Manchmal sage ich deshalb zu meinen Studierenden im Scherz: »Eine Obduktion könnte auch ein dressierter Affe durchführen.« Was ein Affe allerdings nicht kann: die Befunde interpretieren. Dazu braucht es Erfahrung, Beobachtungsgabe, Einschätzungsvermögen. Oft ist es eine Mischung aus medizinischem Wissen und gesundem Menschenverstand, die uns ans Ziel führt. Und das Schöne ist: Man wird mit der Zeit immer besser darin. Ich habe in den letzten Jahren in Berlin über 2000 Obduktionen durchgeführt, da häuft sich ein Erfahrungsschatz an.

Es gibt einen blöden alten Witz, den sich Ärzte gerne erzählen. Er geht so: »Der Chirurg kann alles und weiß nichts. Der Internist weiß alles und kann nichts. Der Rechtsmediziner weiß alles und kann alles, aber zu spät.«

Stimmt nicht! Denn was wir tun, hilft nicht nur, die Toten für sich sprechen zu lassen. Es nützt auch den Lebenden. Ein beachtlicher Teil unserer Forschung ist darauf ausgerichtet, Patienten zu schützen. Etwa, indem wir unser an den Toten gewonnenes Wissen an die Kolleginnen und Kollegen anderer medizinischer Disziplinen weitergeben. Ich persönlich setze mich seit Jahren dafür ein, die Qualität der Behandlung von Schwerverletzten auf der Straße – beispielsweise bei Unfallopfern – zu verbessern. Das hat sicher auch mit meinem persönlichen Werdegang und meiner langjährigen Arbeit im Rettungsdienst zu tun.

Jedenfalls habe ich zusammen mit Berlinern anderer Fachrichtungen eine Initiative für ein einzigartiges medizinisches Qualitätsmanagement gegründet. Das Ziel ist, die Überlebenschancen von Schwerverletzten auf dem Weg ins Krankenhaus zu erhöhen, indem wir gemeinsam über neue Behandlungsmethoden nachdenken und die bisher geltenden Leitlinien für Rettungskräfte kritisch hinterfragen – anhand von Obduktionsbefunden. Was ist beispielsweise das richtige Vorgehen bei einem Messerstich in die Brust? Welche Gerätschaften sollten bei einer instabilen Beckenverletzung verwendet werden? Wie ist das Vorgehen bei einem Verdacht auf eine Aortendissektion? Der interdisziplinäre Austausch funktioniert in der Hauptstadt schon sehr gut; unsere Ergebnisse dürften sich aber meinetwegen gerne noch weiter in Deutschland und der Welt herumsprechen.

Das Jahr 2020 hat noch mal ganz neue medizinische Herausforderungen mit sich gebracht, auch für die Rechtsmedizin. In den Monaten nach dem Lockdown haben wir Leichen obduziert, die längere Zeit unbemerkt in ihren Wohnungen gelegen hatten. Waren sie aus Angst vor der Pandemie nicht rechtzeitig zum Arzt oder ins Krankenhaus gegangen? Und wenn das zutrifft, wie könnte man diese Patientengruppe bei einer zukünftigen Pandemie besser schützen? Valide Antworten auf diese Fragen gibt es noch nicht, aber die wissenschaftliche Forschung ist bereits angelaufen. Auch an solchen Studien sind Rechtsmedizinerinnen und Rechtsmediziner selbstverständlich beteiligt.

Ich möchte jetzt die Gelegenheit nicht versäumen, mich bei all meinen wunderbaren Kolleginnen und Kollegen für die grandiosen, lehrreichen und interessanten 13 Jahre in Berlin zu bedanken. Was das Jahr 2021 bringt, erzähle ich dann vielleicht in einem nächsten Buch. Bis dahin: Bleiben Sie gesund, und achten Sie auf sich und Ihre Mitmenschen!

Claas Buschmann, im November 2020

Dank

Zunächst einmal danke ich meiner Frau – für ihre Liebe, ihre Geduld und ihr Verständnis für den Alltag eines Rechtsmediziners. Sie hat die Belastungen meines Berufs immer mitgetragen, auch wenn ich mal wieder mitten in der Nacht aufstehen und zu einem Tatort eilen musste. Und das kam ziemlich häufig vor. Danke, C., du bist die Beste!

Ich danke außerdem meiner Co-Autorin Astrid Herbold, die das Abenteuer »Buch« mit mir in den letzten Monaten gewagt hat. Sie hat mir in vielen langen Interviews die richtigen Fragen gestellt und so die Geschichten erst vollständig gemacht. Mein Dank geht auch an den Ullstein Verlag, namentlich an Hannah Fietz, für die tolle Betreuung und das sorgfältige Lektorat.

Meinen Kolleginnen und Kollegen am Rechtsmedizinischen Institut der Berliner Charité habe ich bereits gedankt, aber auch allen Einsatzkräften von Polizei, Feuerwehr und Rettungsdienst, die an den in diesem Buch beschriebenen Fällen beteiligt waren, gebühren Dank und Anerkennung. Ohne sie wäre unser aller Leben weit weniger sicher.

Anmerkungen

1 Golembiewski, M. (2020): Todesfälle durch scharfe Gewalt in Berlin 2005–2015. Diss. med., Berlin.

2 Unger, M. (2013): Sexuell motivierte Tötungsdelikte in Berlin 1990–2010. Diss. med., Berlin.

3 Methling, M.; Krumbiegel, F.; Hastedt, M.; Buschmann, C.; Tsokos, M. (2016): »Abnormal hohe Blutalkoholkonzentrationen bei letaler Speisebreiaspiration infolge einer Mischintoxikation mit Cocain und Alkohol – eine Kasuistik.« In: Blutalkohol 53(6): S. 415–26.

4 Buschmann, C.; Tsokos, M. (2020): »Der ›Corona-Suizid‹ – ein neues Suizidmotiv im Rahmen der Corona-Pandemie in Deutschland 2020.« In: Arch Kriminol 245 (5–6): S. 143–154.

5 Reimann, S.: Tötungsdelikte durch psychisch kranke Straftäter in Berlin von 2005–2015. Diss. med. (laufend), Berlin.